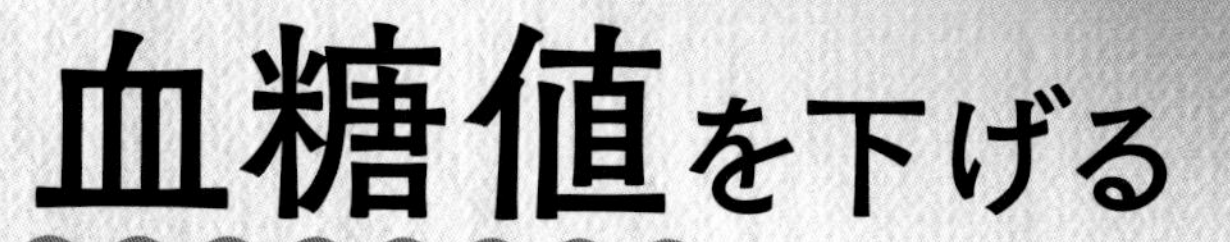

血糖値を下げる 1か月献立

小林まさみ
医学監修　田中 明
レシピ栄養監修　金丸絵里加

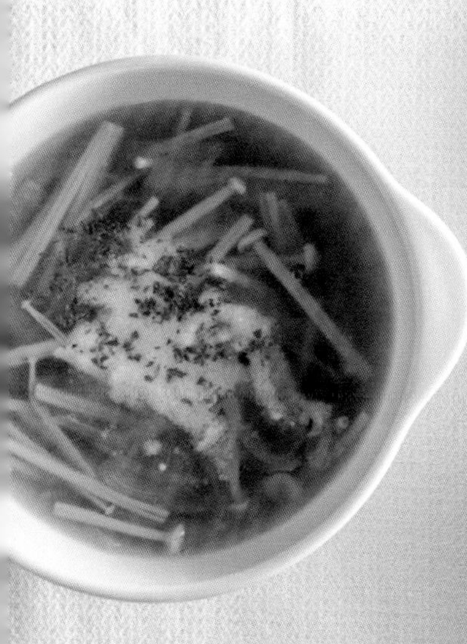

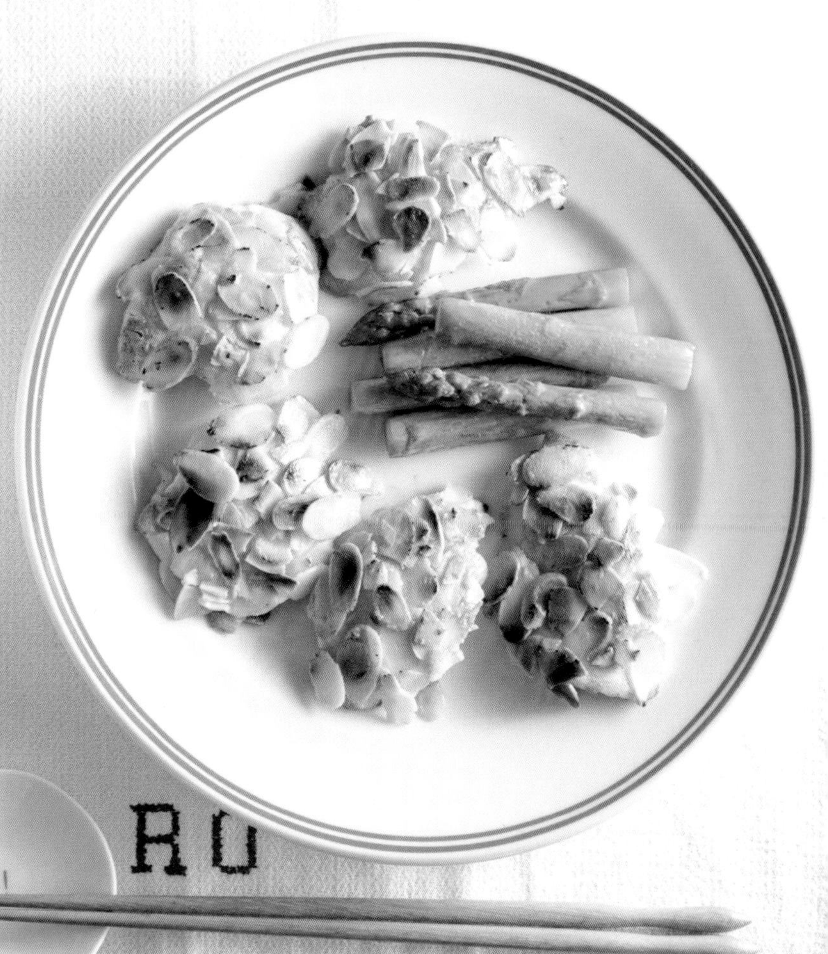

血糖値レベル
自己診断シート

まずは
自分で
確認！

一回の血糖値のみで、現在の健康レベルをすべて測るのは難しいのですが、
日常の生活や症状から今のあなたの血糖値レベルを測れます。
「はい」の多さで、今の血糖値レベルを測定。参考にしてみてください。

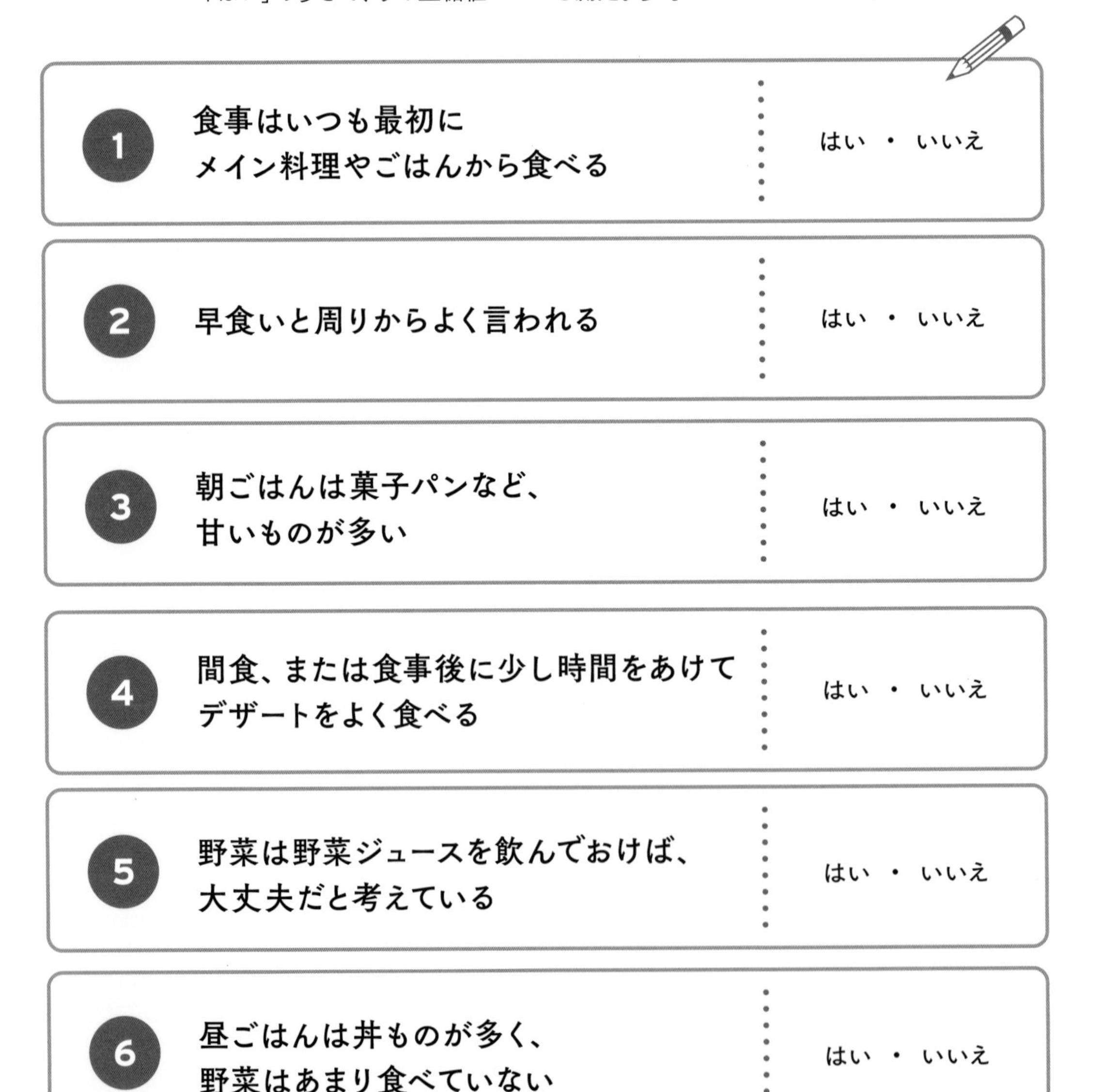

1	食事はいつも最初に メイン料理やごはんから食べる	はい ・ いいえ
2	早食いと周りからよく言われる	はい ・ いいえ
3	朝ごはんは菓子パンなど、 甘いものが多い	はい ・ いいえ
4	間食、または食事後に少し時間をあけて デザートをよく食べる	はい ・ いいえ
5	野菜は野菜ジュースを飲んでおけば、 大丈夫だと考えている	はい ・ いいえ
6	昼ごはんは丼ものが多く、 野菜はあまり食べていない	はい ・ いいえ

7	日々の歩く時間は 1日30分以下である	はい ・ いいえ
8	食事後、よく眠くなってしまう	はい ・ いいえ
9	肥満体型である	はい ・ いいえ
10	1か月に1、2回以上 バイキング（食べ放題）に行く	はい ・ いいえ

「はい」の個数でレベル分け！

10個の質問で「はい」と答えた個数で大体の血糖値レベルを測定！　血糖値が普段高くない人も、「はい」の個数が多ければ、血糖値レベルが上昇している可能性あり。普段の食生活を見直してみて。

「はい」が6個以上

注意！レベル

血糖値が高めになっている可能性あり。病院に行って血糖値測定をしてみて。悪化すると糖尿病になる恐れもあるため、食生活を見直しましょう。

「はい」が4～5個

少し気にしてみよう！レベル

場合によっては血糖値が高めになっている可能性あり。普段の食生活でまだまだ見直せる段階なので、意識してみて。

「はい」が3個以下

安心レベル

一概に「大丈夫」とは言えないものの、普段の食生活は血糖値に大きく影響を与えるようなものではないので、このままの食生活を維持して。

目次

マネするだけで！ 血糖値が下がる1か月献立

3週目

4週目

5週目

アレンジもできる作りおきレシピ

もっと！食べたい「食物繊維」

もっと！わかめで

もっと！切り干し大根で

もっと！きのこで

実践！

血糖値を下げる1か月生活

この本の著者、小林まさみさんの義父・まさるさん（91歳）は、糖尿病予備軍。
血糖値は意識しつつも、好きなものは我慢できず、ついつい一口…。
そんな日々を脱却するため、本書の1か月献立を実践！
血糖値はそれほど高くないけれど、肥満ぎみでリスク高めの夫・のりさん（54歳）も参加！

Before

体重 **68.3**kg
腹囲 **102**cm
糖尿病の危険“高”
HbA1c **6.9**%

←

After

体重 **67.8**kg
腹囲 **97**cm
正常域に！
HbA1c **5.9**%

義父・まさる91歳！
まだまだ食欲旺盛
食べるの大好き！
ラーメン大好き！
おいしいものをたくさん
食べるのが幸せだよ
ところが…
わー
わー
わー
ゼー
ゼー
？
日課の散歩…
すぐ疲れるように
なっちゃった…
おれにはわかるんだ
これは血糖値が
上がってるんだ…
経験上…
ゼー
ゼー
ゼ
おとうさん…
血糖値を下げる
食事を始めよう！

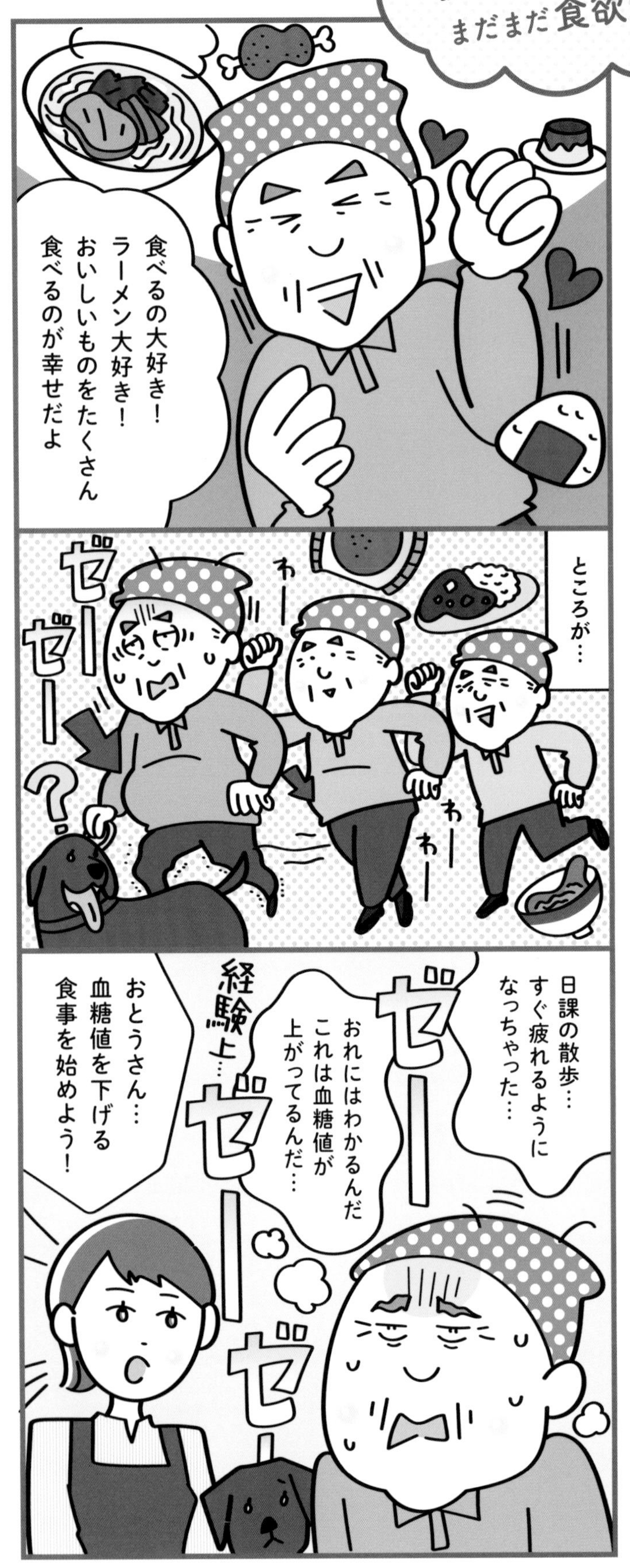

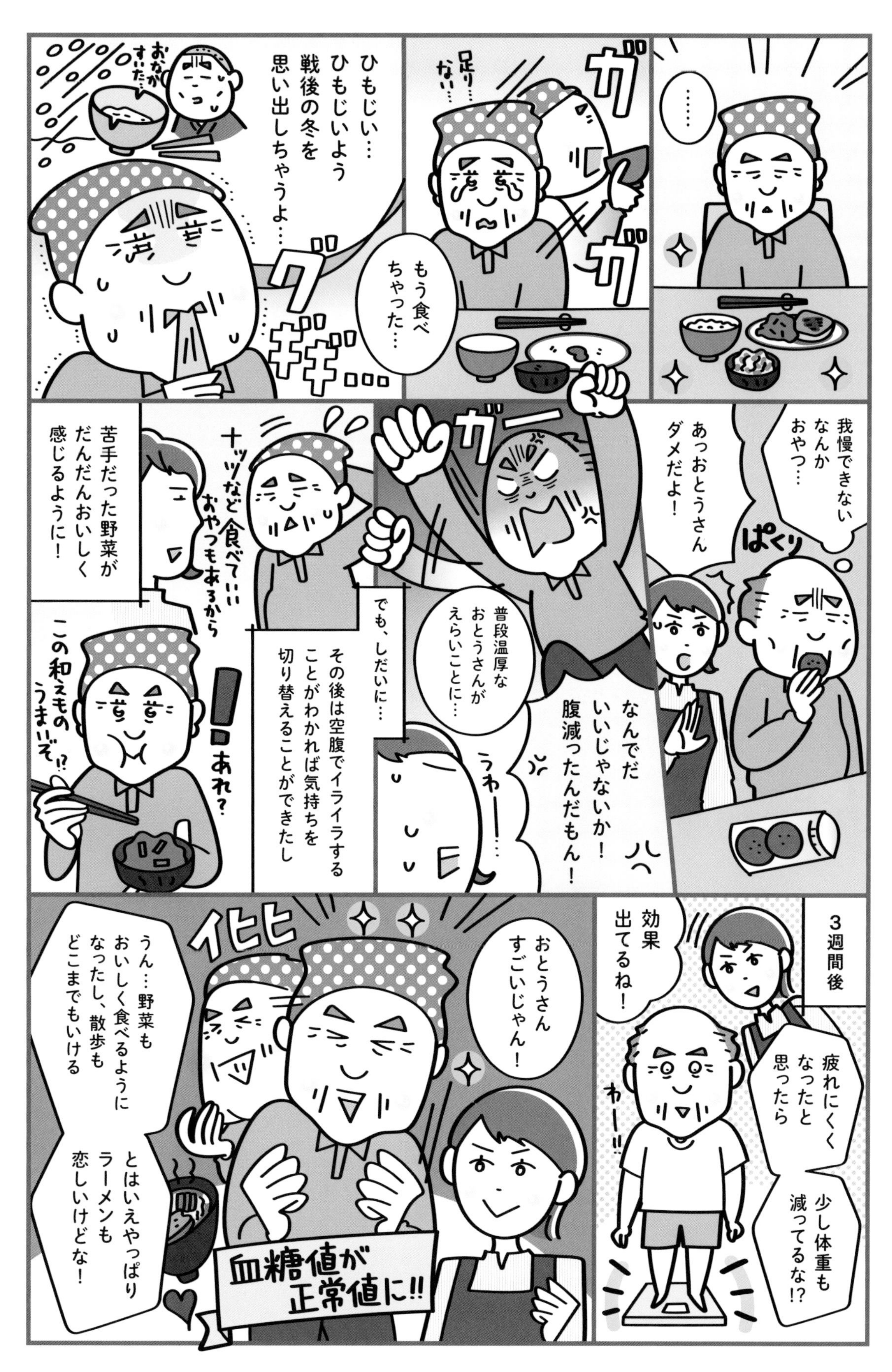
ひもじい…
ひもじいよう
戦後の冬を
思い出しちゃうよ…
おなかすいたー
グゥ
ギギ…
足りない…
ガガ
もう食べちゃった…
……
我慢できない
なんかおやつ…
あっおとうさん
ダメだよ！
ぱくり
ガー
普段温厚な
おとうさんが
えらいことに…
なんでだ
いいじゃないか！
腹減ったんだもん！
うわー…
苦手だった野菜が
だんだんおいしく
感じるように！
ナッツなど食べていいおやつもあるから
でも、しだいに…
その後は空腹でイライラする
ことがわかれば気持ちを
切り替えることができたし
この和えもののうまいぞ⁉
！あれ？
3週間後
効果出てるね！
疲れにくくなったと思ったら
少し体重も減ってるな⁉
わー!!
おとうさん
すごいじゃん！
イヒヒ
うん…野菜も
おいしく食べるように
なったし、散歩も
どこまでもいける
とはいえやっぱり
ラーメンも
恋しいけどな！
血糖値が
正常値に!!

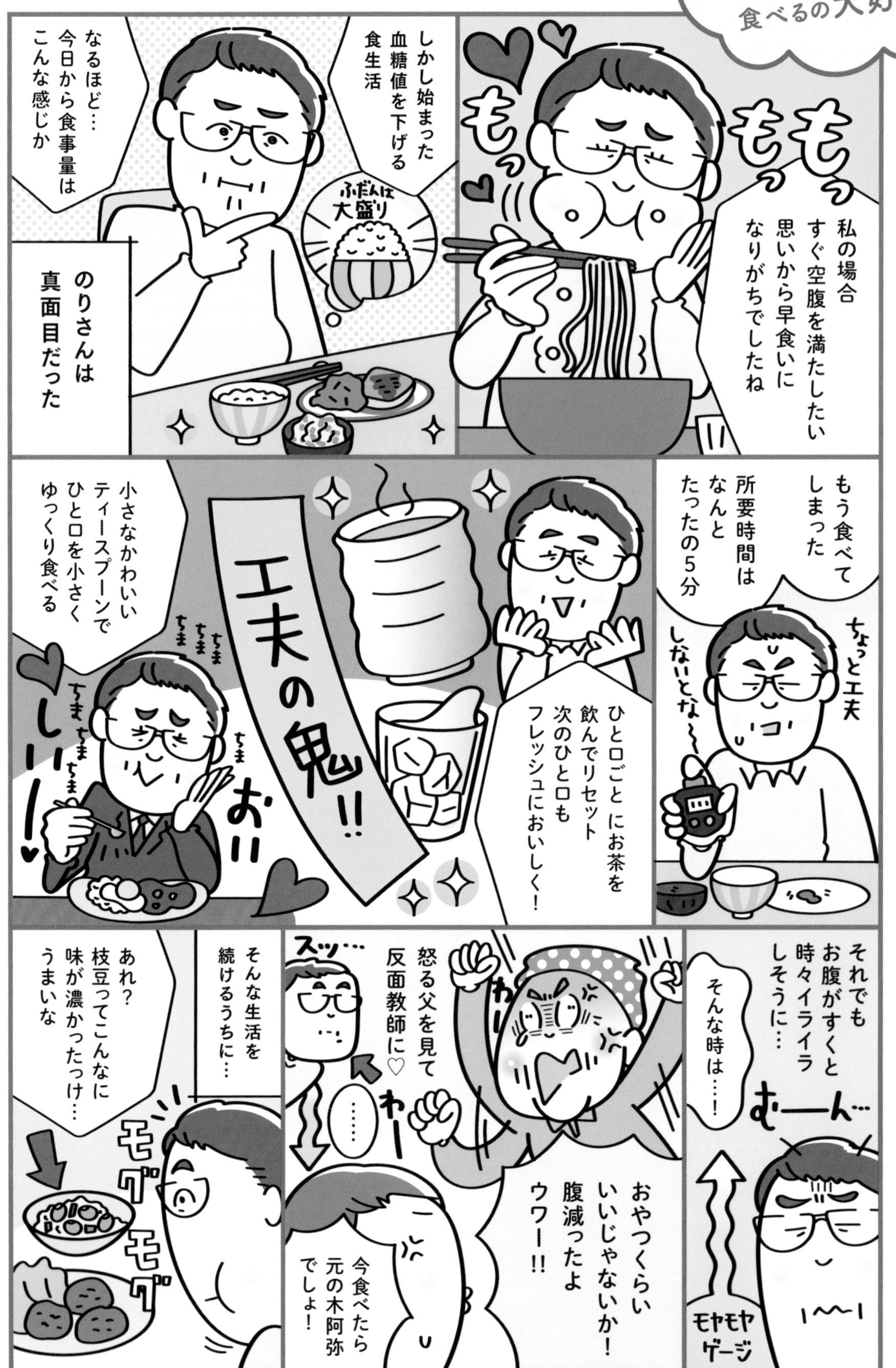
もっ
ももっ
私の場合
すぐ空腹を満たしたい
思いから早食いに
なりがちでしたね
しかし始まった
血糖値を下げる
食生活
ふだんは大盛り
なるほど…
今日から食事量は
こんな感じか
のりさんは
真面目だった
もう食べて
しまった
所要時間は
なんと
たったの5分
ちょっと工夫
しないとな～
工夫の鬼!!
ひと口ごとにお茶を
飲んでリセット
次のひと口も
フレッシュにおいしく！
小さなかわいい
ティースプーンで
ひと口を小さく
ゆっくり食べる
ちま
おいしーー！
それでも
お腹がすくと
時々イライラ
しそうに…
そんな時は…！
むーん…
モヤモヤゲージ
怒る父を見て
反面教師に♡
スッ…
わー
……
おやつくらい
いいじゃないか！
腹減ったよ
ウワー!!
今食べたら
元の木阿弥
でしょ！
そんな生活を
続けるうちに…
あれ？
枝豆ってこんなに
味が濃かったっけ…
うまいな
モグモグ

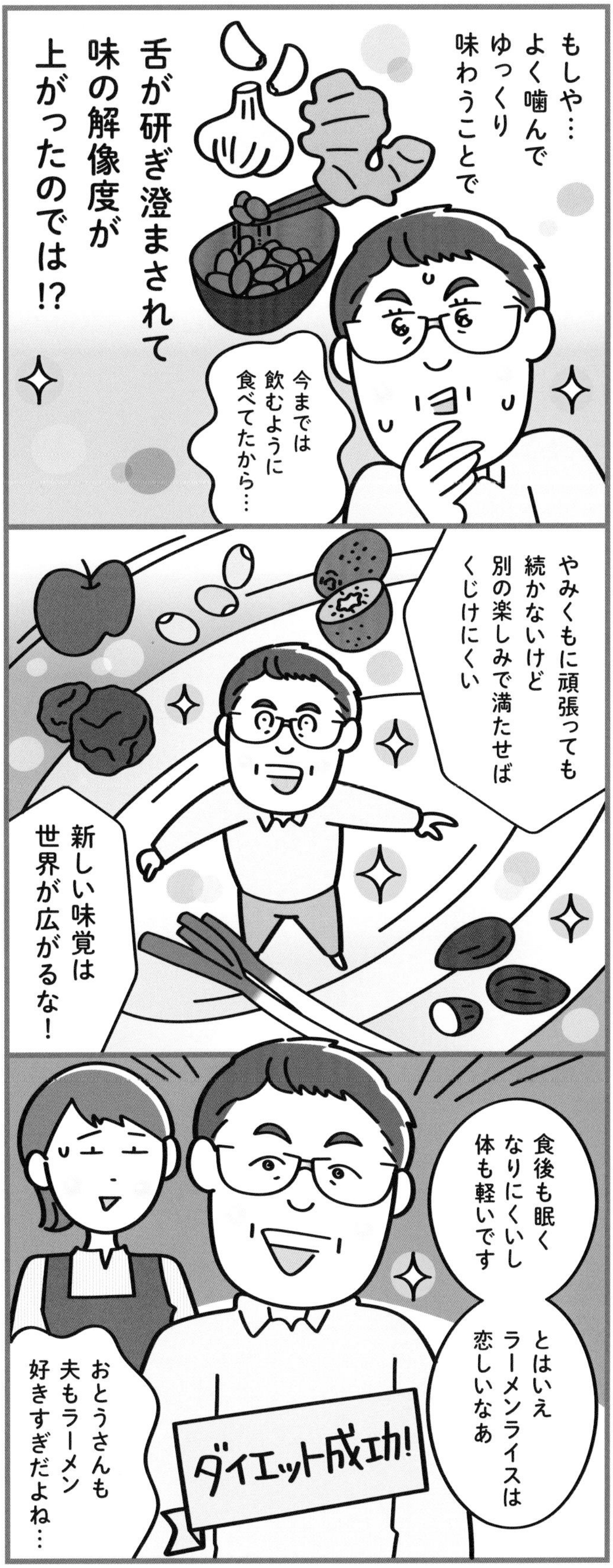

もしや…
よく噛んで
ゆっくり
味わうことで

舌が研ぎ澄まされて
味の解像度が
上がったのでは!?

今までは
飲むように
食べてたから…

やみくもに頑張っても
続かないけど
別の楽しみで満たせば
くじけにくい

新しい味覚は
世界が広がるな！

食後も眠く
なりにくいし
体も軽いです

とはいえ
ラーメンライスは
恋しいなぁ

おとうさんも
夫もラーメン
好きすぎだよね…

ダイエット成功！

お2人とも、実践してみて思わず漏らした感想は「空腹になると人間はイライラするんだな～」。今まで大盛り食生活だった分、最初は普段と違う食生活、我慢ということに慣れず、さらに、理由がわからずにイライラしがちだったよう。しかし、「空腹がイライラの元」ということが判明してからは、自分を落ち着けるための術をそれぞれ身につけた。

また、夫・のりさんの工夫には脱帽！ 小さなスプーンで食べてみたり、お茶を合間に飲んでみたり……。空腹時もお茶をよく飲んだこともあり、この実践期間にお茶にはまったそう。「この期間に味覚が繊細になったのか、お茶の味の違いもわかるように。お茶の世界にはまりそうです」とのこと。新たな趣味を見つけるきっかけにも一役担う可能性あり!?

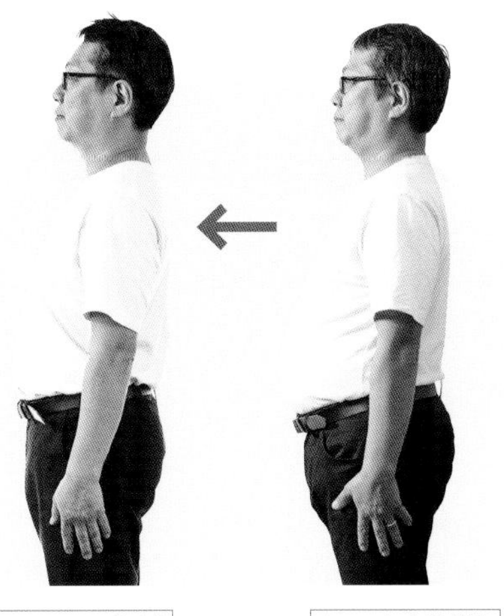

Before

ちょっと太りぎみ

体重 77.4kg
腹囲 99cm
HbA1c 5.3%

After

−3.6kgに成功！

体重 73.8kg
腹囲 97.5cm
HbA1c 5.2%

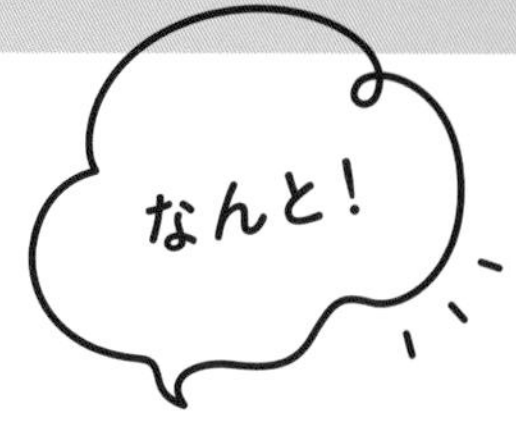

日本人は糖尿病になりやすい!?

血糖は人間に欠かせないエネルギー源

この本の読者の方の多くは、健康診断などでご自身、またはご家族が「血糖値が高い」と言われた、という方なのではないでしょうか。そもそも血糖値とはなんなのでしょう。

「血糖」とは、血液中を流れるブドウ糖のこと。「血糖値」は、血液1dℓ中のブドウ糖の量のことを指します。血糖値は、ある日突然数値が高くなるものではなく、日々、日常生活の中で上がったり下がったりを繰り返しています。

わたしたちが摂る食事の主食の主なものは、ほぼ糖質（ごはん、パン・麺類など）。ですから、食事後は、血液中のブドウ糖が増え、血糖値も上がります。本来であれば、その時に膵臓からインスリンというホルモンが分泌され、その働きにより血糖値が下がり通常値に戻ります。

しかし、なんらかの理由で、そのインスリンの働きが弱くなったり、たくさん出続けてしまった結果出なくなってしまったりすると、血糖値を下げる機能が低下し、血糖値がずっと高い状態になってしまうのです。そうすると、最悪の場合は糖尿病になってしまいます。

「もちろん糖尿病というだけで大変ですが、それに伴って、重篤な合併症といえる脳梗塞、心筋梗塞などの動脈硬化性疾患、腎障害、網膜症、はたまた認知症などにつながることもあります」と教えてくれたのは田中明先生。高血糖のリスクは糖尿病だけではなく、その先の命を脅かす危険と隣り合わせなのです。

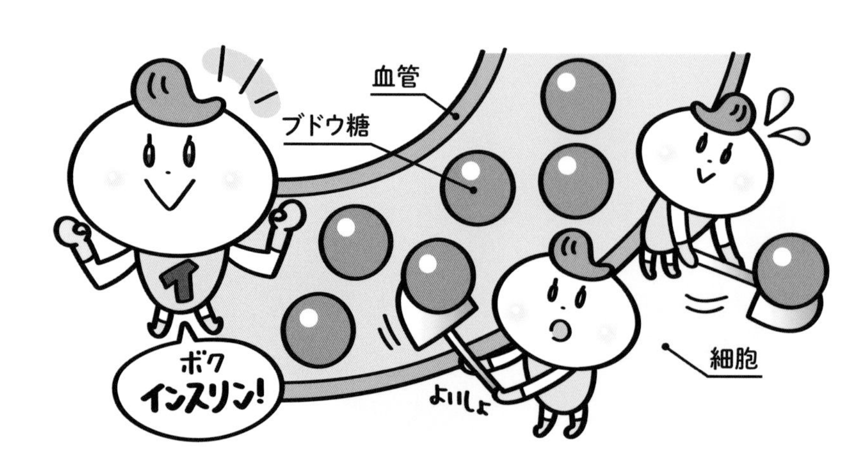

男性は50代から、
女性は60代ごろ
から一気に糖尿病
リスクが高まる

「糖尿病が強く疑われる者」の割合（20歳以上、性・年齢別）

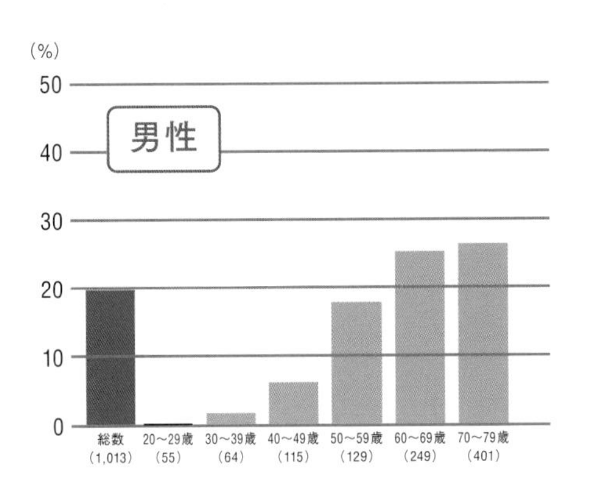

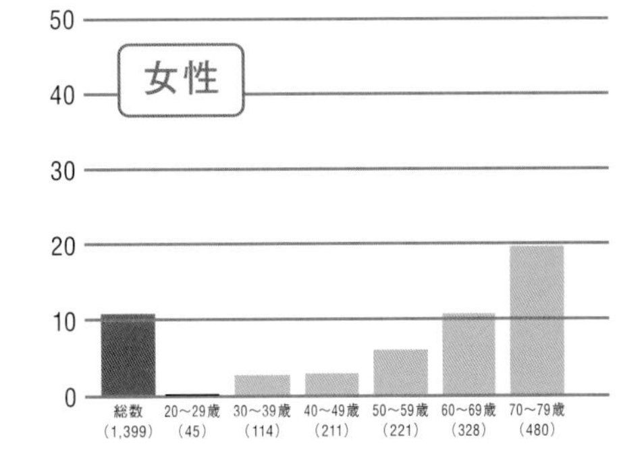

出典：2019年 国民健康・栄養調査（厚生労働省 2020年）

努力が功を奏すのが血糖値コントロール!?

高血糖は生活習慣の影響が大きいとよく言われますが、「もともと、日本人は血糖を処理する能力が低く、欧米人よりも糖尿病になりやすいというデータもあります。糖尿病のリスクは生活スタイルもありますが、遺伝によるところも非常に大きいのです。だから、痩せているから安心というわけではなく、日本人はみな同じようにリスクがあります。残念ながら両親が糖尿病の場合は、本人が糖尿病になる確率は50%にもなります」と田中先生。

上のグラフは、年代別の糖尿病が強く疑われる患者数の割合。男性は50歳以降、女性は60歳以降からぐっと割合が上がります。50代の中年層からすでにリスクが高まるのです。「体重が20代の頃よりも5kg以上増えていたり、日ごろから座りっぱなしの生活をしていたり、毎日お酒を飲む人もリスクが高いです」。現在、日本の糖尿病人口は予備軍を含めると2050万人にものぼります。

ただ、田中先生いわく「ここからが高血糖値、あるいは糖尿病です、という境目は出せません。なぜなら人間が勝手に決めた基準であると同時に血糖値は、連続的で変化する数値だからです。だからこそ、毎日の行動の変化ですぐに影響を受けます。日々の積み重ねが大事です。よく言うと、頑張れば努力が功を奏す。努力を怠ると、ずるずる高血糖値が続いてしまう。それが血糖値です」。では、どうすれば、血糖値が下がり、あらゆる病気を未然に防げるのでしょうか。

「毎日の生活の中で、血糖値の上がり下がりをゆるやかにしてあげることが大切です。突然、血糖値を急激に上げるような食事をしない。血糖値の波を穏やかにするのがポイントです」

では、日々の血糖値の波を、わたしたちはどのようにコントロールすることができるのでしょうか。

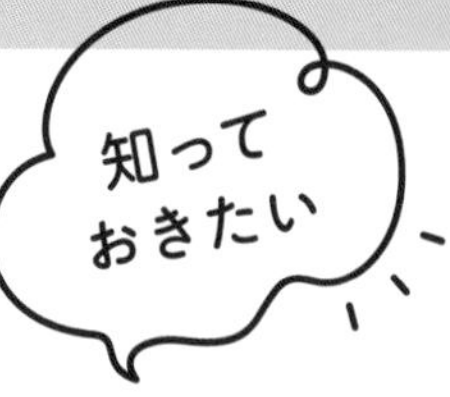

食事と血糖値の関係

血糖値スパイクを減らして、おだやかな血糖値の波に

先ほども食事の後は、血糖値が上がると説明しましたが、その「上がり方」は、食べ方によります。空腹時にお腹がすいたからと甘いものを一気に口にすると急激に血糖値が上がり、その後急激に血糖値が下がる現象が起きます（そのタイミングで眠くなる人が多い）。その血糖値の動きが、まるでとげのような鋭い動きのため「血糖値スパイク」と呼ばれます。

血糖値スパイクを起こす条件に、

- ●早食い
- ●食事が不規則（朝食抜きなど）
- ●糖質が多いものから食べる
- ●甘いものを食事の前に食べる

などがあげられます。この、血糖値スパイクを頻繁に起こすことで、血管がダメージを受け、高血糖のリスクがぐっと高まるのです。代表的な血糖値スパイクの症状としては、

- ●食後の強烈な眠気
- ●倦怠感

また、急激に上がった後に急降下するのも特徴。そのタイミングで空腹感を感じてお菓子に手が伸びてしまう、という悪循環に。もし食後にそのような症状を感じたらまずは食べ方を見直してみてください。

「例えば、食べ放題などに行って一度でも満腹以上に思いっきり食べてしまうと、平常の血糖値の波に戻るまで3日かかると言われます。その3日の間に、また甘いものを多く食べてしまったら、血糖値がずっと高いところでキープしてしまい、高血糖につながるのです」

血糖値と一緒に調べたい HbAlc値

血糖値が基準値以内でも、注意したいのがHbAlc値。HbAlc値とは、過去1～2か月の血糖値の平均値を表す数値。HbA1cは赤血球中のヘモグロビンにブドウ糖が結合する割合(%)を指しており、ヘモグロビンの寿命は約120日のため、1～2か月間の血糖の平均値が、直前の食事や運動に関係なく測定できる。6.5%以上になると糖尿病が疑われ、ブドウ糖負荷試験などの再検査が必要となる。

図 血糖値スパイクの動きのイメージ

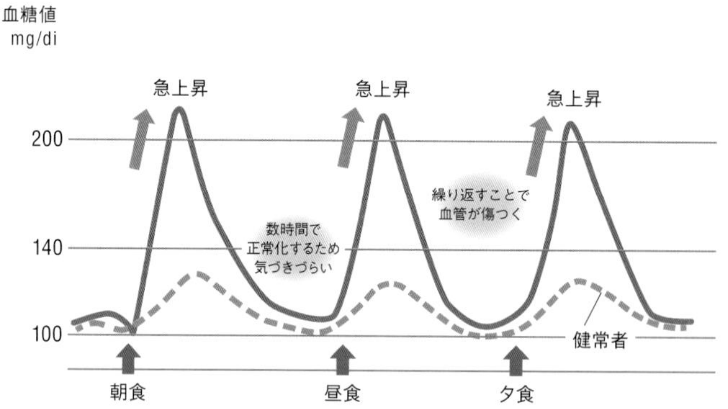

血糖値は食べるものでもコントロールはできる

では、どのような食事内容、食べ方であればその波をゆるやかにできるのでしょうか。

「昨今流行した糖質オフはおすすめしません。そもそも、人間の体には糖質は必要なもの。完全に0にすると、その反動の動きがみられることもあります。私がおすすめしているのは、とにかく、よく噛んで・ゆっくり食べること。また、食物繊維はブドウ糖の吸収を抑制するので、まず先に野菜を食べてください。そのあとに、脂肪・たんぱく質を食べて、最後に炭水化物です。日本食は基本的にその順番になっています」と田中先生。

「また、食事だけでも血糖値は下げられますが、運動療法を加えると、さらに有効です。散歩ならば午前・午後30分ずつくらい、早歩きで歩くのがポイントです」

単純に糖質を減らした食事をするわけではなく、糖の吸収を抑制して、ゆるやかにする食事内容が重要です。食物繊維だけでなく、以下のような栄養素もポイントになります。インスリンをサポートするような栄養素や、※糖質代謝につながるような栄養素です。また、血糖値の上げやすさの係数をGI値といい、食品ごとに血糖の上げやすさを係数で示したものもあります。例えば、食パンのGI値は90、チョコレートも90、さつまいもは50など。高GIは70以上、低GIは55以下のものを指します。最近では低GI食品というものも出てきています。このような情報や、栄養素を食事に上手に取り入れることによって、「血糖値を上げにくい食事」にすることができるのです。

そして、そのような食事を1日だけではなく、日々積み重ねていくことこそが、血糖値の波をおだやかに保つ一番のコツになります。まずは1週間、続けられそうであれば1か月続けてみると、あなたの血糖値もぐっと下がり、健康寿命も延びるはずです。

※糖質代謝とは…

糖質代謝とは、糖質の分解を促してエネルギーに変える働きのこと。主にビタミンB1には、その糖質代謝を促す効果があるとされる。玉ねぎやねぎ、にら、にんにくに含まれるアリシンと一緒に摂ると、さらに吸収が促される。

積極的に摂りたい栄養素まとめ

- **食物繊維**（ブドウ糖の吸収を抑制する）
- **ビタミンB1**（糖質代謝につながる）
  ※ただ、肉類は脂質が多いので、調理法でなるべく脂を落として
- **酢酸**（糖の生成をおさえる）
- **DHA、EPA**（魚の脂の不飽和脂肪酸は動脈硬化を防ぐ）
  ※血糖値が高い人は動脈硬化になりやすい
  ※なるべく脂ごと食べられる形に（刺身、ホイル焼きなど）。ビタミンCと一緒だと吸収されやすくなり◎
- **レジスタントスターチ**（食物繊維と似た働きをする）
  ※でんぷんが冷えて変化する成分。じゃがいも → ポテサラなど

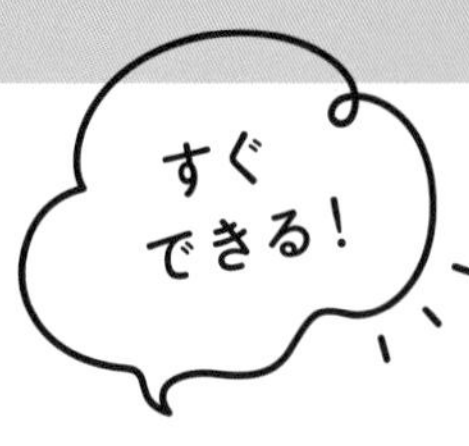

血糖値の波をゆるやかにする理想の食事

ここからは具体的に「血糖値の波をゆるやかにする」食事の内容をみていきましょう。本書では、この献立のポイントはすべてレシピに取り入れられています。ですので、レシピ通りに作って1か月食べるだけで、ぐっとあなたの血糖値の波も落ち着き、体調も良くなっていくことでしょう。

1 主食のお米をもち麦に変更

白米は、糖質を多く含む食品。もち麦を混ぜることで、糖質をカットし食物繊維を補うことができます。また、1人分の量は120g、お茶碗に軽く一杯盛り付けた程度の量を目安にしてください。

2 定食スタイル

基本的に、主菜、副菜、主食の構成の食事が理想的。食べる順番はまずは、野菜が先。副菜か汁ものを最初に手に取り、その後、主菜、主食と食べ進めましょう。そうすることで、最初に糖質を多く摂取することを防ぎ血糖値の急上昇を抑えます。外食時にも意識して注文をしてみて。

3 水溶性の食物繊維を補給！

水溶性食物繊維は糖質の吸収を抑える効果があります。海藻類、きのこ、こんにゃくなどに特に多く含まれています。本書でも、たっぷりきのこや、海藻などを使ったレシピを多く取り入れています。

4 糖質は控えめに

糖質を0にする必要はありませんが、やはり糖は控えめに。野菜も根菜類・いも類よりも葉物野菜や、きのこを多めに。主菜も揚げものは控えめに、焼いたり蒸したりして調理法で脂質量を抑えます。本書では1食あたり、すべて63g以下の糖質量に調整しています。やりすぎずに糖質を調整できる量です。

5 カロリーは1食560kcal以下に

カロリーは関係ないと思われがちですが、やはり肥満と高血糖は密接な関係をもちます。ですので、カロリーも控えめにすることで、血糖値を下げることにつながります。本書では1食あたり、すべて560kcal以下に抑えています。ヘルシーですが、野菜などをたっぷり使った食べ応えのあるレシピばかりです。

本書で紹介している献立例

主菜 豆腐の卵とじ
豆腐と卵のWたんぱく質素材で、たんぱく質量UP&食べ応えも抜群に。
(P38)

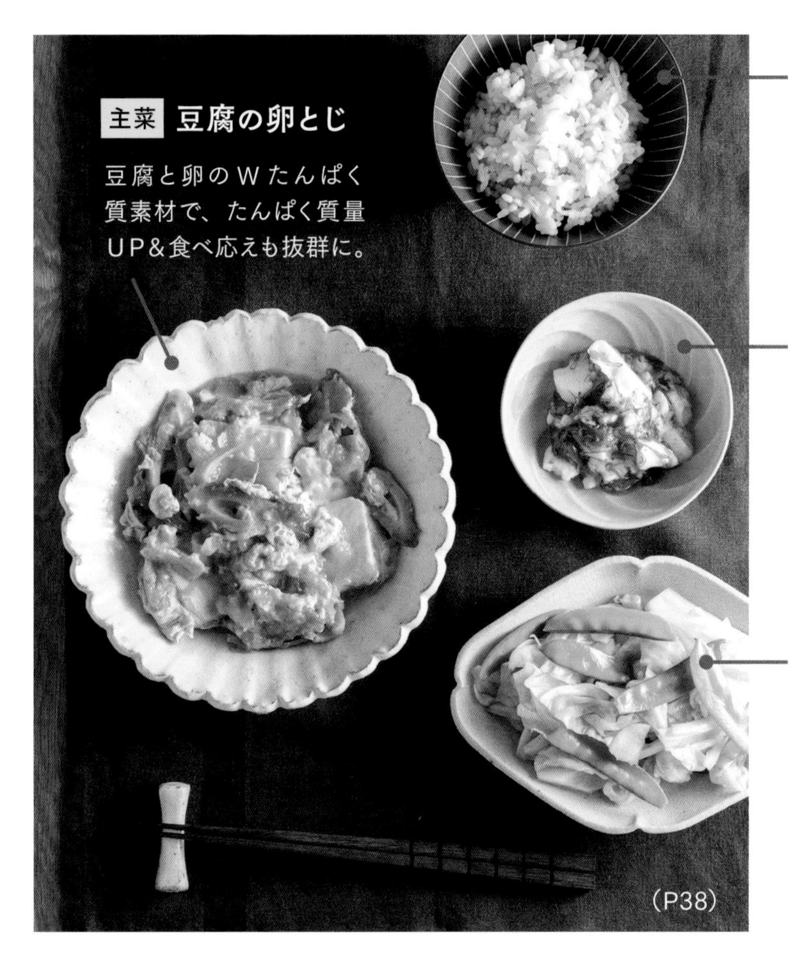

主食

もち麦ごはん

お茶碗軽めの一杯、120g 設定です。

副菜 1

長芋とめかぶ梅和え

水溶性食物繊維がたっぷりある海藻類に、さらに長芋を追加。また、酢に含まれる酢酸も血糖値を抑えるのに有効です。

副菜 2

キャベツと絹さやのしょうがじょうゆ和え

ゆっくり食べを実践できるよう、キャベツは大きめに切って。よく噛むことで満足感も得ることができます。

食べる時に気を付けたいこと

●ゆっくり食べ&よく噛んで

1回の咀嚼は 20 回を目標に、ゆっくり食べることを意識してください。

●最初は副菜または汁ものから

最初は主菜ではなく、副菜、または汁ものから。
まずは野菜から食べるように心がけましょう。

●なるべく食事は夜8時までに

夜寝る前には血糖値の波を落ち着けておくのがベスト。
寝る時間からの逆算で少なくとも、
3～4時間前には食事を終えるようにしましょう。

夕食は
8時まで!

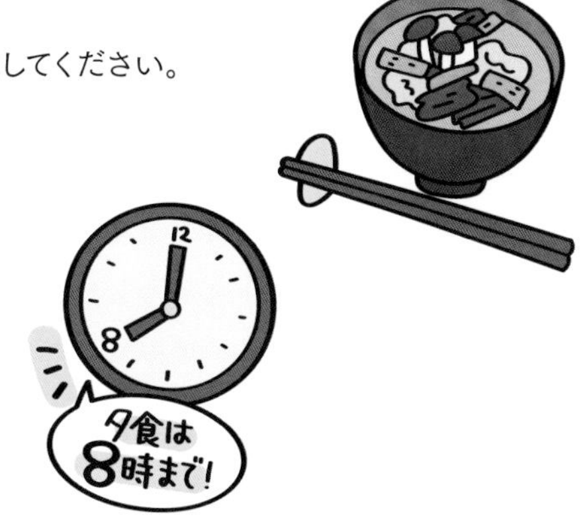

1か月献立実践中の1日をのぞき見！

朝ごはん・昼ごはんも

夕食は本書の献立にするとして、
朝や昼はどうすればいい？
小林家の1日を見ながら、
朝ごはん・昼ごはんものぞき見してみましょう！

義父・まさるさんの場合

7:00	8:30	10:00	12:00	14:00
起床	朝ごはん	撮影	ヴァトンの散歩	昼ごはん

朝はしっかり食べる小林家。パンはライ麦パン、厚さは普段の半分に（右写真）。温まる上にスープ代わりにもなる鍋も朝食におすすめ（下写真）。

夫・のりさんの場合

6:30	7:00	8:30	9:30	11:30	12:30
起床	ヴァトンの散歩	朝ごはん	出勤	昼ごはん	仕事

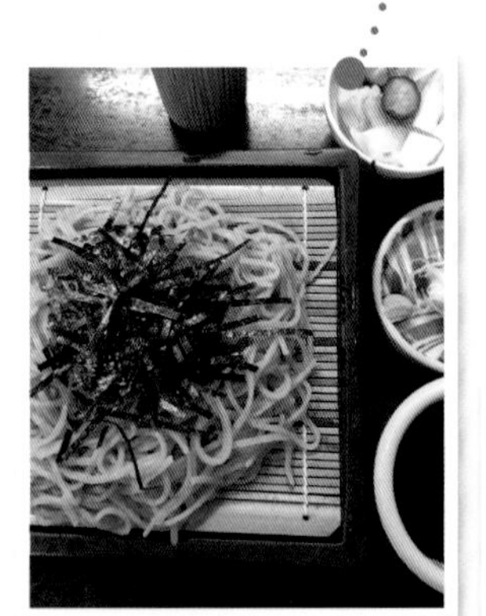

夫・のりさんの昼食は、基本的に外。そば（小麦の少ない10割に近いものがおすすめ）や、コンビニでバランスのいいものをチョイス。

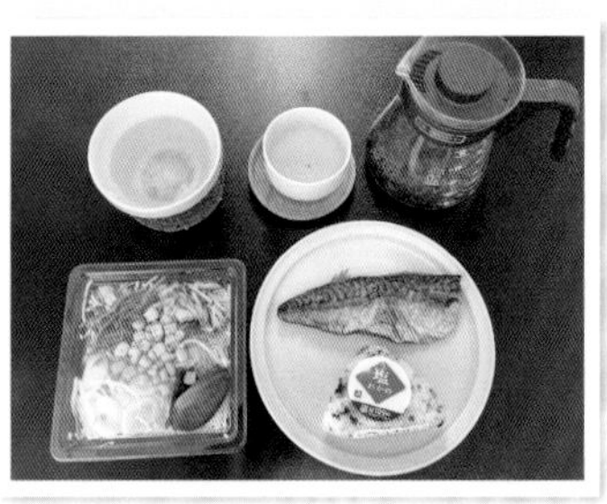

16:00 撮影終了

19:00 夕ごはん

21:30 就寝

毎日の散歩

昼の散歩はまさるさん担当。
だいたい昼ごはんの前に出発。
毎日30分〜1時間程度。ヴァ
トン（犬）の気分次第で決まる。

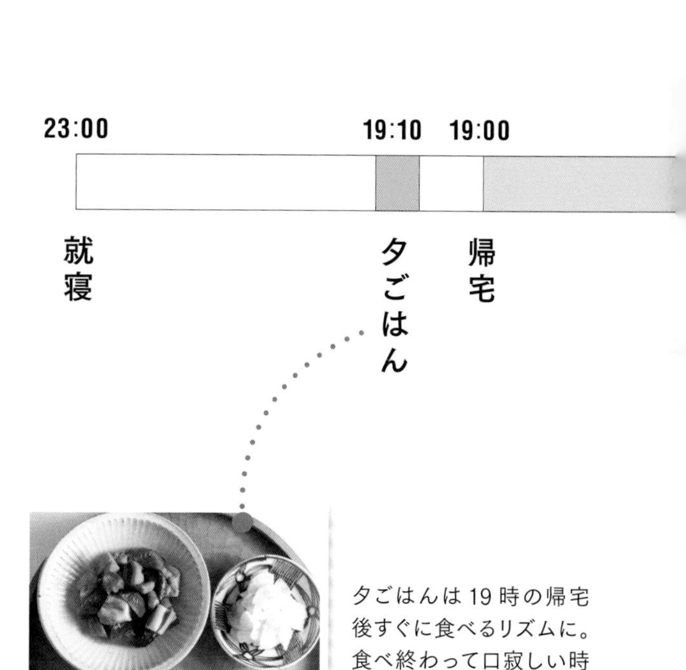

夕ごはんは19時の帰宅
後すぐに食べるリズムに。
食べ終わって口寂しい時
は、食事後すぐに軽いフ
ルーツなどをデザートに。

義父・まさるさんも、夫・のりさんも、ともにラーメン・ライスが大好き！ 普段から、まさるさんは病院帰りに、のりさんは昼（外食）にいつも食べていたが、1か月献立の実施期間は、なるべくそのセットは控えてもらった。やはり、1日を通してなるべく血糖値を上げない生活が◎。朝、昼では、朝食のウェイトを重くして。しっかり朝に食べる習慣のほうがカロリーの蓄積がしにくい。

　また2人ともペットのラブラドールレトリーバーのヴァトンの散歩が習慣。朝は夫・のりさん。昼はまさるさんの担当。ヴァトンの気分により、歩く時間は前後するものの、血糖値を下げるためにはとてもよい習慣。やはり、食事だけではなく毎日30〜60分のウォーキングなどの運動を取り入れたほうが下がりやすい。

　まさみさんいわく、「外で食べる時には、選ぶものに注意してもらいました。例えば、夫はダイエットにはそばがよいのだろうと、安直にそばを食べていましたが、選んで食べないと小麦粉の量が多いそばだった、など落とし穴があります。せっかく1か月頑張るなら、昼にドカ食いしてしまうともったいない！ 1か月だけ2人には頑張ってもらいました」。

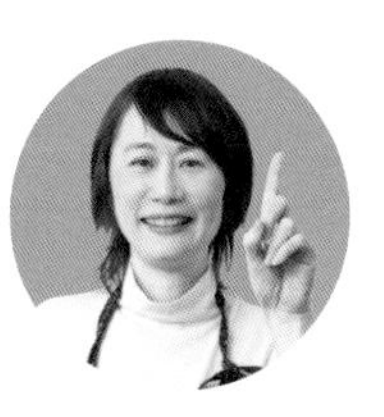

朝食はしっかり！
昼は外食だったら
選ぶものに気を付けて！

血糖値のあれこれQ&A

ここでは、解説しきれなかった血糖値にまつわるあれこれをQ&A方式でご紹介します。

Q1

一念発起して、ストイックな糖質制限で一気に血糖値を下げたいです。有効ですか？

A 極端な糖質オフはしないほうがいいでしょう。エネルギー源がなくなり、たんぱく質が使われてサルコペニア（筋肉減少症）の原因に。また、年齢を重ねると「低栄養」とともに「フレイル（虚弱）」にも気をつけなければなりません。60歳までは太らない、60歳以上はやせない、を意識してください。

Q2

血糖値が高い時におやつは禁物ですか？

A いわゆる「おやつの時間」といわれる15時ごろは、1日の中でも摂取した栄養素が脂肪に変換されにくい時間帯。あながち「おやつの時間」の設定は間違っていないのです。ただし、血糖値を抑えたい時におやつはおすすめしません。どうしても食べるとしたら、その吸収率が低い時間帯、または食事のすぐ後に摂るようにしましょう。食後すぐに食べると、血糖値の波の流れにのって、糖を吸収できます。食べるものは、低糖質なものを。無糖ヨーグルト、適量のナッツ類などがおすすめです。

Q3

お酒はやめたほうがいいのでしょうか。

A やめられるならば、やめたほうがいいでしょう。でも、ビール中ビン1本（500ml）、日本酒1合、ウイスキーダブル1杯（60ml）程度を時々飲む程度ならば許容範囲といえます。

Q6

食べ過ぎないコツなどはありますか？

A 食事の際は「ゆっくり・よく噛んで食べる」ことを意識して。食べ物を飲むように食べる人がいますが、それは厳禁。ゆっくり素材の味を確かめるように十分に噛んでから飲み込んでください。また、食事前に一杯、水を飲むと、満腹感と食事の濃度が薄まり血糖値上昇がゆるやかになるという説もあります。

Q7

やせているから糖尿病のリスクは低いと思っています。

A 先の説明でも触れましたが、生活習慣だけではなく遺伝によるところが大きいのが糖尿病の特徴です。ご自身がやせているからといって糖尿病にならないとは限りません。もし親戚に糖尿病の方がいらしたら、健康診断などではより注意深く数値を観察する必要があります。

Q4

食物繊維がたくさん摂れるレシピを教えてください！

A P84から、切り干し大根や、きのこ、海藻など食物繊維がたっぷり摂れるレシピを集めています。参考にしてみてください。

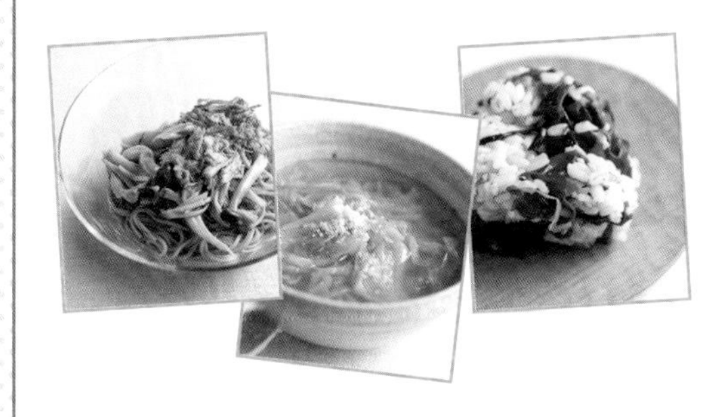

Q5

朝ごはんや昼ごはんには何がおすすめ？

A 過度な糖質、脂質は抑えてください。ラーメンやパスタ、チャーハンなどの炭水化物メインのものよりも、定食や栄養バランスの良い手作り弁当がベスト。その時もなるべく野菜から手をつけるように意識しましょう。

1番の誘惑！

おやつ、食べたくなったらどうするの!?

血糖値の大敵、甘いもの。小林家は甘いものも大好き！
どうやって乗り越えたのか、教えてもらいました。

夕食から寝る前まで冷蔵庫は見ない！

まさるさんは、ご自身の「お菓子缶」を持っているくらい甘いものが大好き！ お菓子缶の中身は主にキャンディーなど。ちょっと口寂しいタイミングでいつも楽しんでいたが、この1か月は甘いおやつはなるべく我慢！ とはいえ、小腹がすく時はあるので、献立レシピ実践中の小林家では、おやつはあたりめと適量のナッツ類、ところてんに限定していた。食べるの・甘いもの大好きな小林家、期間中はどのように乗り越えたのか！？

まさるさん「いつもだったら、夕食から寝るまでにちょっと小腹がすいたら冷蔵庫を開けて好きなものを食べていたけれど、今は我慢！ とはいえ、期間中5回くらいはつまみ食いして、まさみちゃんに怒られたな〜。台所でこっそりみかん食べたんだよな。あとは、夕飯食べたらもう寝る！ 冷蔵庫は見ないようにしたよ」

のりさん「念のため、おなかが減ったら食べようと、ところてんをたくさん冷蔵庫に買い置きしておいたのですが、意外と食べることなく乗り越えられました。どうせ甘いものは食べられないしな〜、と思うと不思議と我慢できましたね。あと、お茶です。この期間、お茶のおいしさに目覚めました。お茶を飲むと口寂しい時にもいいですね。とはいえ、今食べたいのは、ラーメンとライスのセットです」

お二人とも、口寂しい時の対策をそれぞれ考えて乗り越えたとのこと。血糖値が正常値となり、体重が減ったこれからも、この期間で学んだことを生かし、ほどよく「楽しめる」程度のおやつを心がけていきたいとのこと。

クッキー
食べたいな〜
飴ちゃん、
食べたいな〜
コラー！
何してるの!?

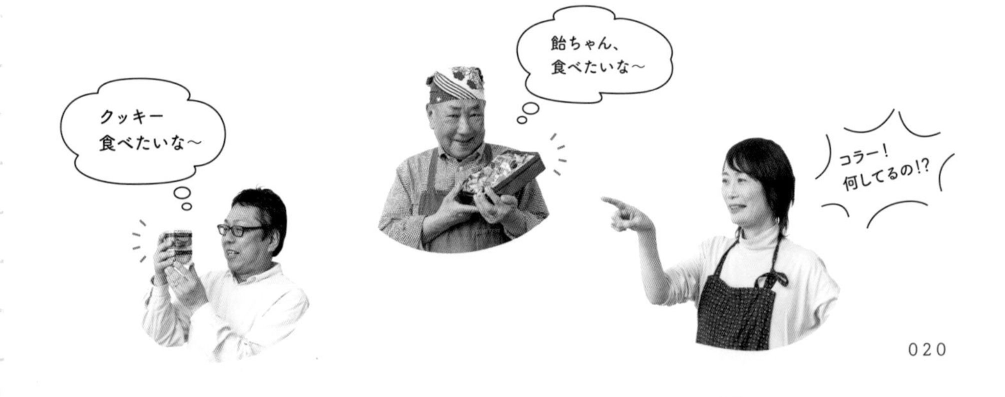

＼マネするだけで！／

血糖値が下がる 1か月献立

ここからは31日間の夕ごはんを想定した献立レシピをご紹介。
すべて1食560kcal以下、さらに塩分は4g以下、
糖質63g以下の食事内容になっています。
また、糖質量だけではなく、食物繊維も6g以上、十分に摂れるよう
配慮しました。食べ応えも出るよう、工夫ポイントが満載です。

レシピ監修・栄養値計算：金丸絵里加

食べる時のポイント

- 早食いはせず、ゆっくり・たっぷり噛んで食べましょう。
- 最初に汁もの、または副菜を食べてから主菜、ごはんを食べましょう。
- なるべく20時までには夕食を済ませるようにしましょう。

もち麦ごはんの炊き方

本書では、献立のごはんはもち麦ごはんを使用しています。炊き方は以下を参考にしてください。

1 米は洗ってザルにあげ、炊飯器に入れ、分量のメモリまで水を注ぎ30分浸水する。
2 もち麦は米1合につき50g、水100mℓを米に加えて混ぜ炊飯する。
＊残った分は温かいうちに小分けにしてラップに包み、冷ましてから冷凍してください。

調理時の注意

- レシピ内の栄養価は1人分です。
- レシピ内の大さじ1は15mℓ、小さじ1は5mℓ、1カップは200mℓです。
- 電子レンジは600Wで加熱した時の時間になっています。
  500Wの場合は1.2倍、700Wの場合は0.8倍にしてください。
- 「だし汁」は、かつおと昆布でとったものを使用しています。
  顆粒のものを使う場合は、商品の使用目安を基準に、水分量と塩分量を考慮してお使いください。
- しょうがは1かけ15g、にんにくは1かけ10gを基準にしています。

食べ応え抜群！
大根の肉巻きステーキ献立

Day
1
1週目 / 月曜日

見た目はまるでトンテキですが、中はやわらかく煮たジューシーな大根。
肉おかずをメインディッシュにしつつカロリーを抑えました。
大根のビタミンCやカリウムがたっぷり溶け出したゆで汁はスープに。
黒こしょうで味にメリハリをつけて、満足感もUP。

献立合計 1人分

熱量 **446**kcal

糖質 **46.0**g

塩分 **2.8**g

食物繊維 **9.4**g

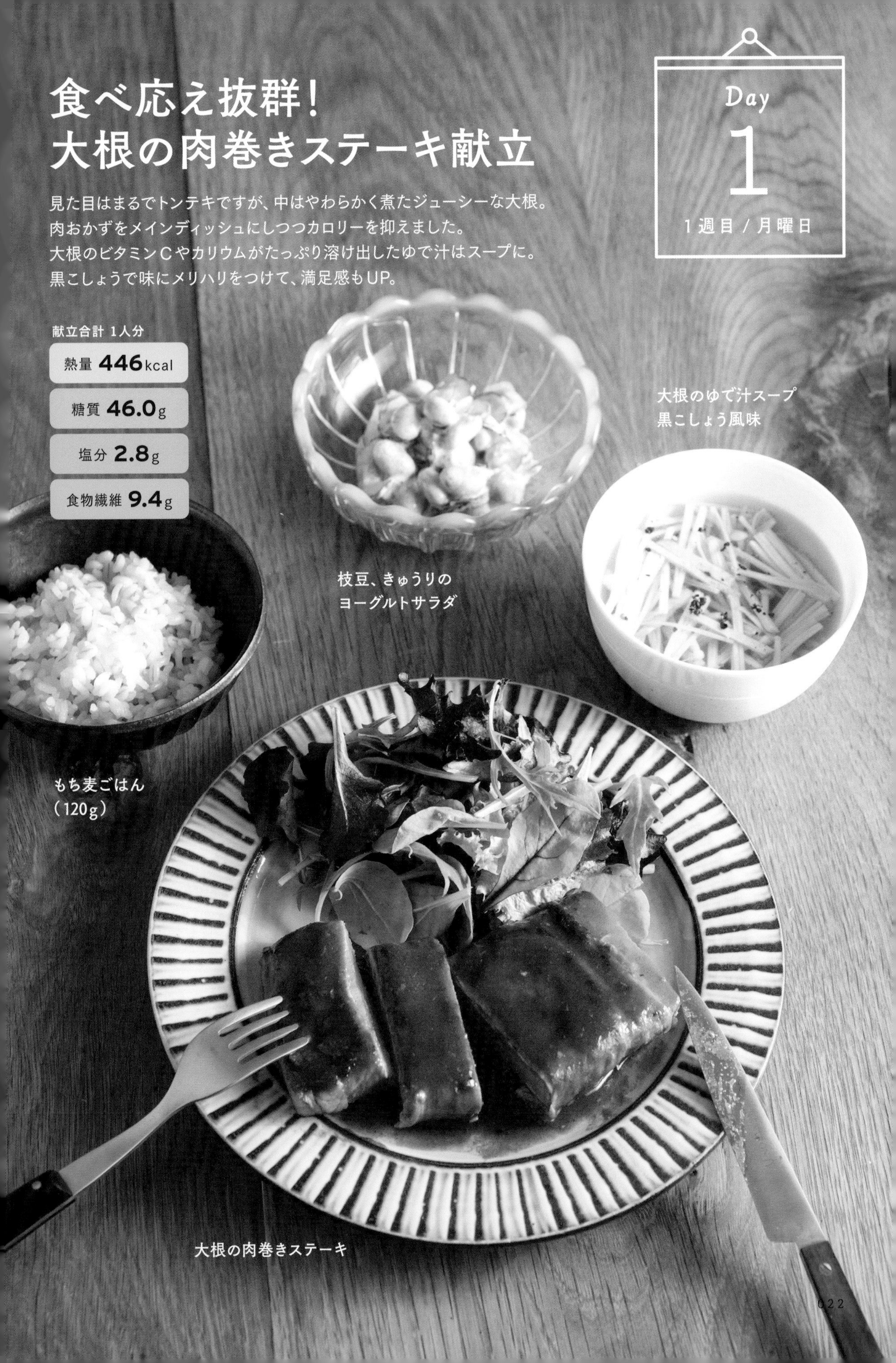

大根のゆで汁スープ
黒こしょう風味

枝豆、きゅうりの
ヨーグルトサラダ

もち麦ごはん
（120g）

大根の肉巻きステーキ

大根の肉巻きステーキ

熱量 160kcal / 糖質 8.0g / 塩分 1.4g / 食物繊維 2.4g

［材料］2人分

豚もも薄切り肉 … 6枚（120g）
大根 … 約12cm長さ ▶皮をむく
小麦粉 … 小さじ1
サラダ油 … 小さじ1
A
- 水 … 大さじ5
- トマトケチャップ … 大さじ1と1/2
- 塩 … 小さじ1/3
- カレー粉 … 小さじ1/2

ベビーリーフ … 30g

1 大根は縦1.5cm厚さに切り、2枚用意する（正味250g）。

POINT 大根は火曜日の献立でも登場。肉巻きステーキでは、一番太さのある中央部分をぜいたくに使って。

2 鍋に大根と水3カップ（分量外）を入れ、ひと煮立ちさせる。ふたをして弱火で15分、すっと竹串が通るまでゆでる。取り出してざるの上などで冷ます（ゆで汁は鍋に入れたまま全量を取っておく）。

3 豚肉3枚を広げて並べ大根を包み、茶こしで小麦粉を薄くまぶす。

POINT 豚肉は少しずつずらし重ねて3枚1組に。**2**で冷ました大根を中央にのせ、両端から包む。

4 フライパンにサラダ油を強めの中火で熱する。**3**の巻き終わりを下に並べ、両面を2〜3分こんがり焼く。火を止めて油をふき、混ぜた**A**を加えて再び強めの中火にかける。

5 肉を返し、スプーンでたれをかけながら、とろっとするまで1分ほど煮絡める。皿に盛り、ベビーリーフを添える。

もち麦ごはん（120g）

熱量 156kcal / 糖質 33.1g / 塩分 0g / 食物繊維 2.2g

大根のゆで汁スープ 黒こしょう風味

熱量 39kcal / 糖質 2.2g / 塩分 1.0g / 食物繊維 2.0g

［材料］2人分

大根のゆで汁 … 全量（約2カップ）
スライスハム … 2枚（20g） ▶半分に切って細切り
えのきだけ … 大1/2袋（100g）
▶石づきを切り、長さを半分に切る
塩 … 小さじ1/4
粗挽き黒こしょう … 少々

1 大根の肉巻きステーキ（左記）の作り方**2**のゆで汁にすべての材料を入れ、強めの中火で煮立て、えのきに火を通す。

枝豆、きゅうりのヨーグルトサラダ

熱量 91kcal / 糖質 2.7g / 塩分 0.4g / 食物繊維 2.8g

［材料］2人分

きゅうり … 1/2本（50g） ▶薄い小口切り
塩 … 少々
冷凍枝豆 … 150g（正味70g）
▶流水解凍し、さやから出す
A
- プレーンヨーグルト … 大さじ2と1/2
- オリーブ油 … 大さじ1/2
- レモン汁 … 小さじ1/2
- 塩 … 少々
- 粗挽き黒こしょう … 少々

1 ボウルにきゅうりを入れ、塩を入れて混ぜて10分おく。

2 別のボウルに**A**を混ぜ、枝豆、水気を絞ったきゅうりを加えて和える。

POINT 時間があれば、冷蔵庫で冷やすとよりおいしい。

Day
2
1週目 / 火曜日

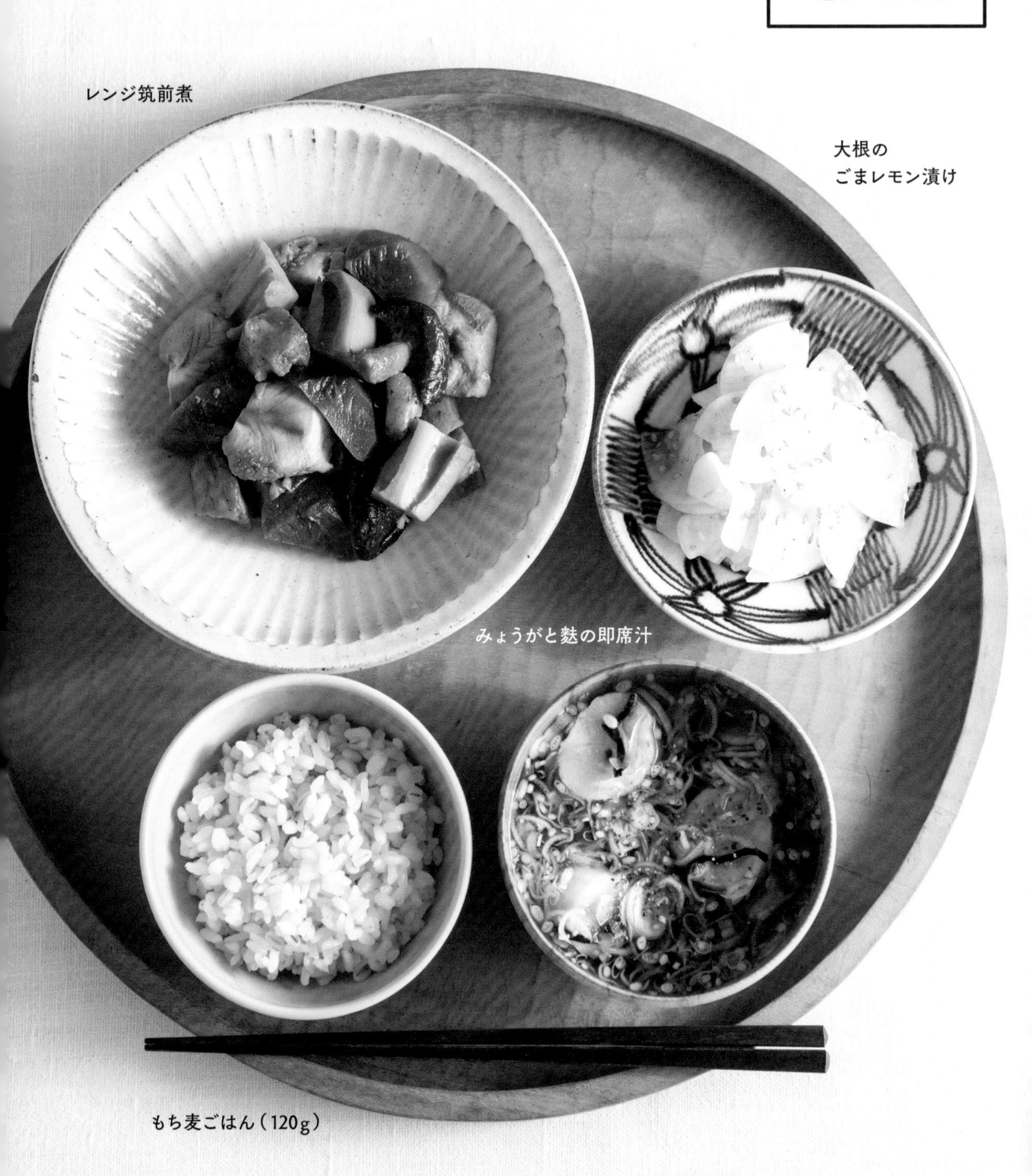

レンジ筑前煮

大根の
ごまレモン漬け

みょうがと麩の即席汁

もち麦ごはん（120g）

ヘルシー筑前煮献立

献立合計 1人分

熱量 357kcal
糖質 49.0g
塩分 3.1g
食物繊維 7.5g

筑前煮は鶏ささみ肉で作りカロリー(脂質)をぐっと抑えます。
今回は、ほったらかしで作れる「レンジ調理」で。
即席汁で使用する麩は、意外にも低糖質、低脂質、高たんぱく質の超優秀食材。
P27の「ピーマンの肉詰め」でも使います。

レンジ筑前煮

熱量 162kcal / 糖質 11.4g / 塩分 2.1g / 食物繊維 3.5g

［材料］ 2人分

鶏ささみ肉 … 3本(150g)
▶筋を取り、ひと口大のそぎ切りにする
A しょうゆ … 大さじ1と1/2
　砂糖 … 小さじ2
　ごま油 … 小さじ1
こんにゃく … 1/3枚(70g)
▶小さめのひと口大にちぎる
にんじん … 1/2本(70g)
▶小さめのひと口大の乱切りにする
れんこん … 1/2節(70g)
▶小さめのひと口大の乱切りにする
生しいたけ … 3枚(50g)
▶石づきを切り、半分にそぎ切りにする

1 ボウルにささみを入れ、**A**を加えてもみ込み10分おく。
2 こんにゃくを耐熱ボウル(直径約20㎝)に入れ、ふんわりとラップをかける。600Wの電子レンジで1分30秒加熱し、ざるに上げ水気をきる。
3 **2**の耐熱ボウルに、にんじん、れんこん、しいたけ、こんにゃくの順に広げ入れ、**1**を汁ごと広げてのせ、ふんわりとラップをかける。
4 600Wの電子レンジで5分加熱し、取り出してひと混ぜし、さらにラップをかけずに5分加熱して全体を混ぜる。

POINT 時間があれば、一度冷ますと味が染みてよりおいしい。食べる前に、再度弱めに加熱して。

もち麦ごはん(120g)

熱量 156kcal / 糖質 33.1g / 塩分 0g / 食物繊維 2.2g

大根のごまレモン漬け

熱量 22kcal / 糖質 2.8g / 塩分 0.5g / 食物繊維 1.2g

［材料］ 2人分

大根 … 3〜4㎝(150g)
▶皮をむき、薄いいちょう切りにする
レモン汁 … 大さじ1
塩 … 少々
白いりごま … 大さじ1/2

1 ポリ袋に大根、レモン汁、塩を入れて袋ごともみ、口を閉じて冷蔵庫で30分おく。
2 ごまを加えて和え、汁気をきって器に盛る。

みょうがと麩の即席汁

熱量 17kcal / 糖質 1.7g / 塩分 0.5g / 食物繊維 0.6g

［材料］ 2人分

小町麩 … 6個(4g)
みょうが … 2個(30g) ▶薄い小口切り
塩昆布 … 小さじ2(3.5g) ▶細切り
削りがつお … 1袋(2g)
しょうゆ … 小さじ1/2
熱湯 … 1と1/2カップ
(好みで)七味唐辛子 … 少々

1 お椀に麩、みょうが、塩昆布、削りがつお、しょうゆを等分して入れる。
2 熱湯を等分して注いで混ぜ、好みで七味唐辛子をふる。

Day 3

1週目 / 水曜日

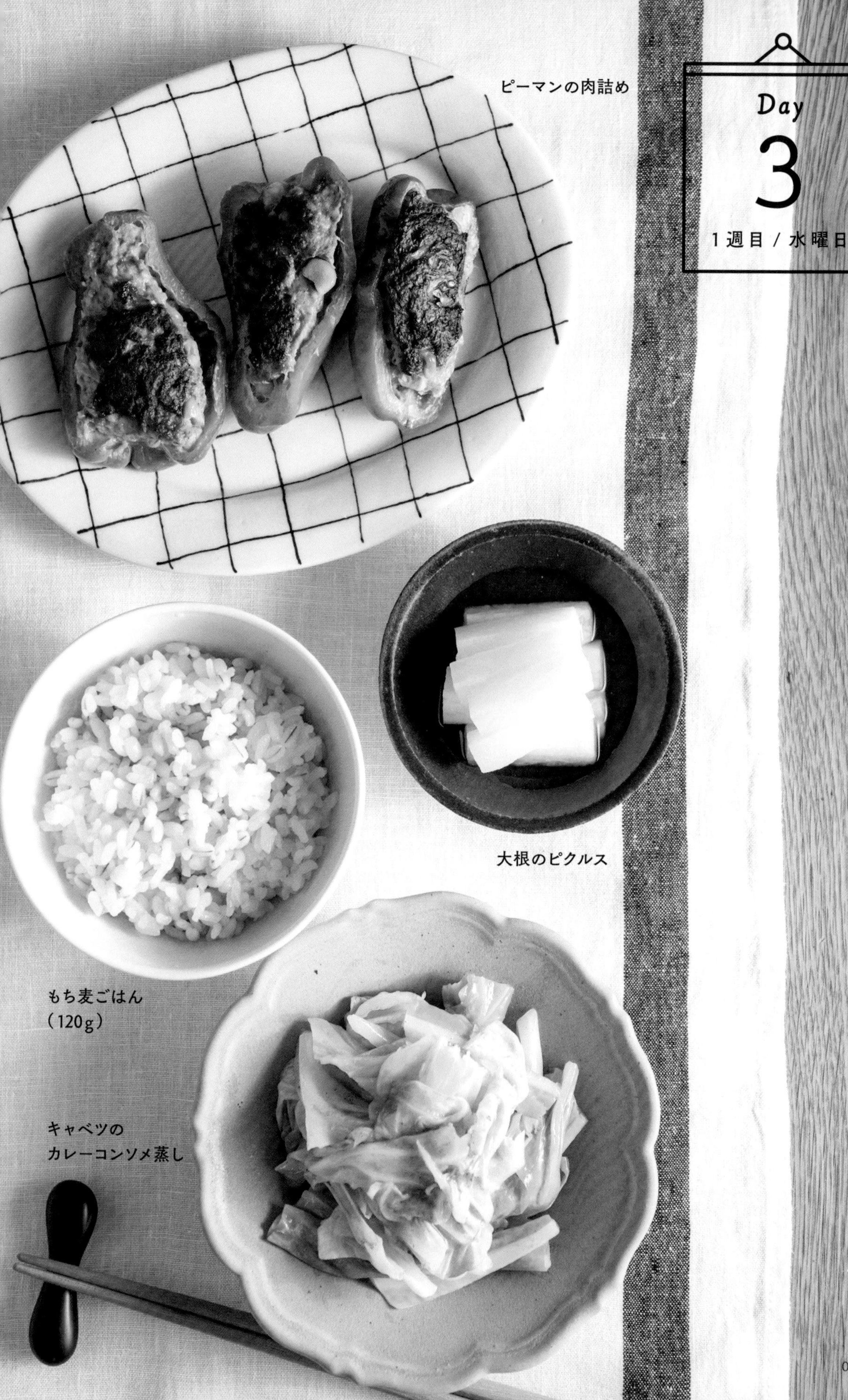

お麩でふわふわ！ピーマンの肉詰め定食

献立合計 1人分

熱量 397kcal
糖質 47.6g
塩分 1.8g
食物繊維 6.9g

ピーマンの肉詰めは肉だねに麩を加えてかさ増し＆ふっくらやわらかく。
コーンの甘みで調味料なしでもおいしく食べられ、塩分も抑えられます。
キャベツの副菜はカレー×コンソメでパンチがある味に。

ピーマンの肉詰め

熱量 174kcal / 糖質 9.0g / 塩分 1.2g / 食物繊維 2.4g

［材料］2人分

ピーマン … 3個（100g）
▶縦半分に切り、種とわたを除く
ホールコーン … 1袋（50g） ▶汁気をきる
A 合い挽き肉 … 70g
玉ねぎのみじん切り … 大さじ3
小町麩 … 10g
卵 … 1/2個分
塩 … 小さじ1/3
こしょう … 少々
サラダ油 … 小さじ1

1 ボウルにAの麩を入れて、指で砕いて細かくする。残りのAも加え、粘りがでるまで練る（麩は粒が少し残ってもOK）。コーンを加えてさらに混ぜる。
2 ピーマンの内側に1を6等分して詰める。
3 フライパンにサラダ油を強めの中火で熱し、2を肉の面を下に並べてこんがり焼く。上下を返して水大さじ4（分量外）をふり、ふたをしてごく弱火で8分ほど蒸し焼きにする。

もち麦ごはん（120g）

熱量 156kcal / 糖質 33.1g / 塩分 0g / 食物繊維 2.2g

大根のピクルス

熱量 8kcal / 糖質 1.8g / 塩分 0.2g / 食物繊維 0.3g

［材料］2人分

大根 … 100g ▶皮をむいて4cm長さ、1cm角の棒状に切る
A 水 … 1/4カップ
砂糖 … 大さじ1
酢 … 大さじ1と1/2
塩 … 小さじ1/3
ローリエ … 1/2枚

1 耐熱ボウル（直径約17cm）にすべての材料を入れる。
2 ラップかけずに600Wの電子レンジで2分加熱し、混ぜて粗熱を取る。

POINT 時間があれば、冷蔵庫で冷やすとよりおいしい。

キャベツのカレーコンソメ蒸し

熱量 59kcal / 糖質 3.7g / 塩分 0.4g / 食物繊維 2.0g

［材料］2人分

キャベツ … 2〜3枚（200g） ▶ひと口大に切る
A カレー粉 … 小さじ1/2
顆粒コンソメ … 小さじ1/6
塩 … ひとつまみ
バター … 10g

1 耐熱ボウル（直径約20cm）にキャベツを入れる。Aをふり入れバターをのせ、ふんわりとラップをかける。
2 600Wの電子レンジで3〜4分加熱し、混ぜる。

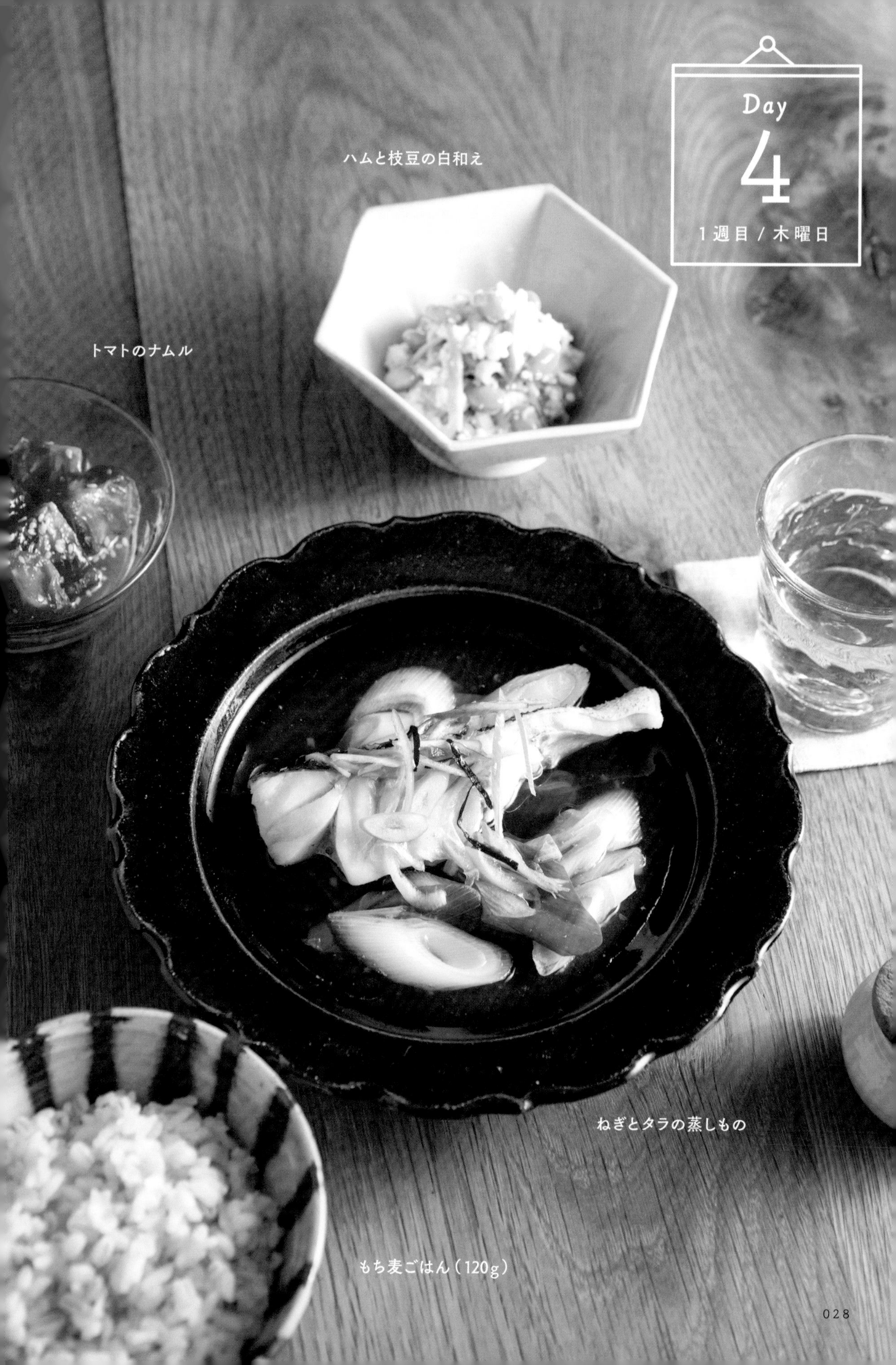
Day
4
1週目 / 木曜日
ハムと枝豆の白和え
トマトのナムル
ねぎとタラの蒸しもの
もち麦ごはん（120g）

ごま油香る、ねぎとタラの蒸しもの献立

献立合計 1人分

熱量 468kcal
糖質 43.4g
塩分 3.5g
食物繊維 7.4g

低脂質＆高たんぱくの代表食品であるタラは、
血糖値が気になる方はもちろん、ダイエット中の方にもおすすめ。
旬は冬ですが、年中手に入りやすいのもうれしい食材。
また、白和えの枝豆はカリウムを多く含み高血圧予防にも効果的です。

ねぎとタラの蒸しもの

熱量 169kcal / 糖質 6.0g / 塩分 2.0g / 食物繊維 1.9g

［材料］2人分

生タラ … 2切れ（200g）
長ねぎ … 大1本（150g）
塩・こしょう … 各少々
酒 … 大さじ1
A しょうゆ … 大さじ1
　砂糖 … 小さじ1/4
　しょうが汁 … 小さじ2
ごま油 … 大さじ1
糸唐辛子 … 少々

1. ボウルにAを混ぜる。
2. 長ねぎは3cm分を縦半分にしてから斜め薄切りにし、水にさらす。残りは斜め1cm弱幅に切り、フライパンに広げる。タラは水気をふき、塩、こしょうをふる。

POINT 長ねぎは切り方を変えることで食感が変わり食べ応えUP！

3. 2のフライパンにタラを並べる。酒を回しかけ、ふたをする。強火にかけ、ふつふつしてきたらごく弱火にし、8分ほど加熱してタラに火を通す。皿に汁ごと盛り、水気をきったねぎと糸唐辛子をのせ、Aをかける。
4. フライパンをさっとふき、ごま油を入れて強火で熱し、熱々のままねぎの上にかける。

もち麦ごはん（120g）

熱量 156kcal / 糖質 33.1g / 塩分 0g / 食物繊維 2.2g

トマトのナムル

熱量 31kcal / 糖質 3.0g / 塩分 0.7g / 食物繊維 0.9g

［材料］2人分

トマト … 1個（150g）▶へたをくり抜く
A 塩 … 小さじ1/4
　酢 … 小さじ1
　ごま油 … 小さじ1/2
白いりごま … 小さじ1/2

1. 鍋に湯を沸かし、トマトをさっとゆでる。皮がはじけたら水に取り、皮をむき3cm大に切る。
2. ボウルにAを混ぜ、1、ごまを加えて和える。

POINT 時間があれば、冷蔵庫で冷やすとよりおいしい。

ハムと枝豆の白和え

熱量 112kcal / 糖質 1.3g / 塩分 0.8g / 食物繊維 2.4g

［材料］2人分

木綿豆腐 … 大1/4丁（100g）
ハム … 2枚（20g）▶半分に切り、細切りにする
冷凍枝豆 … 100g（正味50g）
▶流水解凍し、さやから出す
A 塩 … 小さじ1/6
　ごま油 … 小さじ1
　しょうゆ … 小さじ1/6

1. 豆腐は厚手のキッチンペーパーで包んで水気を絞る。ボウルに入れ、Aを加え混ぜる。
2. ハム、枝豆を加えて和える。

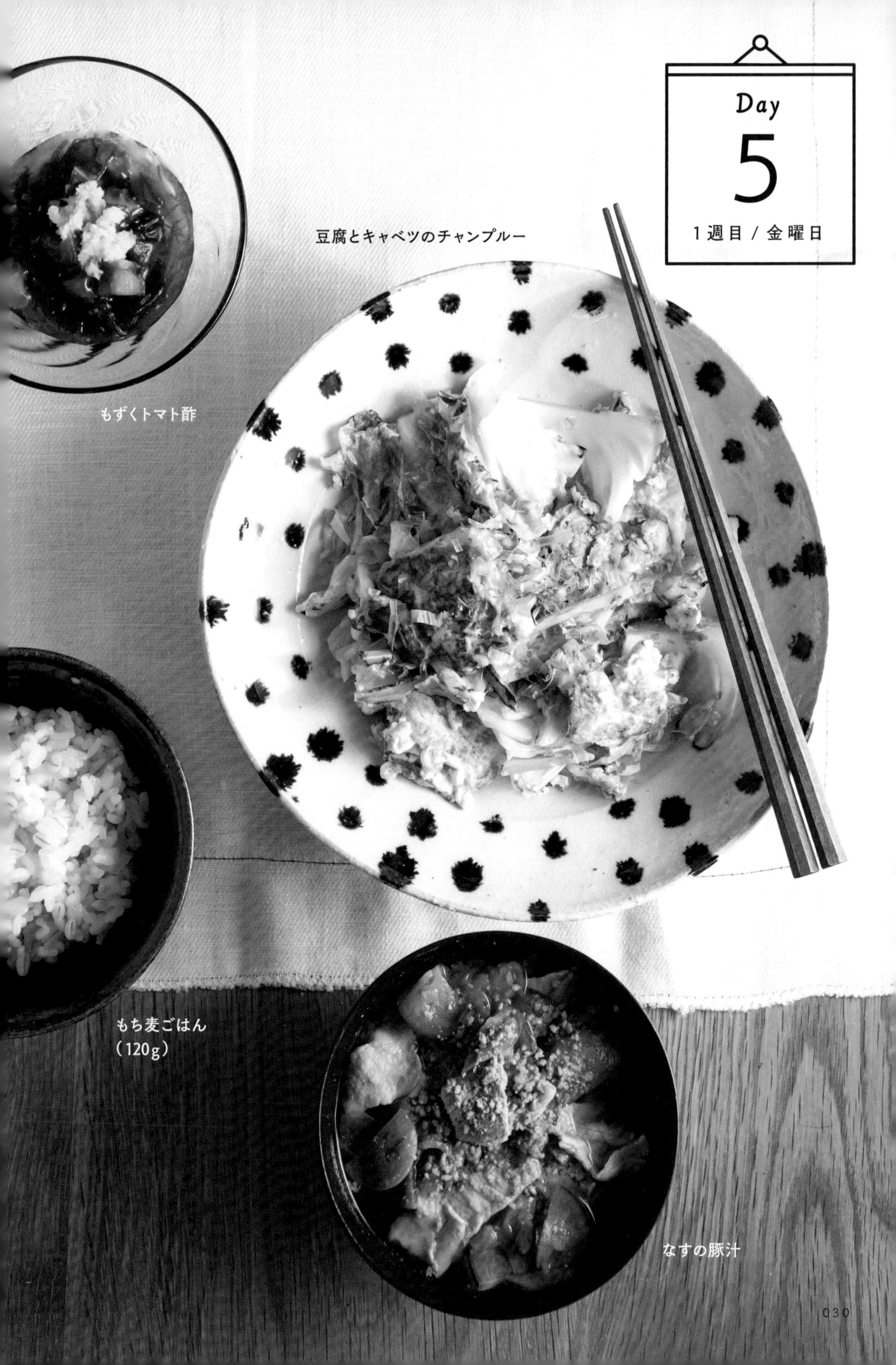

豆腐とキャベツのチャンプルー

もずくトマト酢

もち麦ごはん
（120g）

なすの豚汁

なすが主役の豚汁と、チャンプルーの献立

献立合計 1人分

熱量 458kcal
糖質 44.7g
塩分 3.0g
食物繊維 8.0g

ヘルシーなチャンプルーと、具だくさんな豚汁を合わせた献立です。
なすは小さく薄く切って食べ応えを出しつつも、全体の汁量を少なくして、
塩分を摂りすぎないように調整。信州白味噌は塩分量5～7%のタイプが多く、
豆味噌や麹味噌（塩分量9～11%）よりも少ないのでおすすめです。

豆腐とキャベツのチャンプルー

熱量 194kcal / 糖質 5.0g / 塩分 1.3g / 食物繊維 3.4g

［材料］2人分

木綿豆腐 … 大1/2丁（200g）
キャベツ … 3～4枚（250g）
▶芯で半分に切り、ひと口大に切る
A しょうゆ … 小さじ1/2
塩 … 小さじ1/2
こしょう … 少々
削りがつお … 1袋（2g）
溶き卵 … 1個分
ごま油 … 大さじ1

1 豆腐は6等分にちぎり、二重にしたキッチンペーパーではさみ、20分おいて水切りする。
2 フライパンにごま油大さじ1/2を強めの中火で熱する。豆腐を入れて薄く色づくまで焼き、いったん取り出す。
3 2にごま油大さじ1/2を足し、キャベツを加えて油がしっかりまわるまで2分ほど炒める。豆腐を戻し、Aを加えて炒め合わせる。仕上げ用に少し残して削りがつおを加え、溶き卵を回し入れ、炒め合わせる。
4 器に盛り、仕上げ用の削りがつおをのせる。

もち麦ごはん（120g）

熱量 156kcal / 糖質 33.1g / 塩分 0g / 食物繊維 2.2g

なすの豚汁

熱量 91kcal / 糖質 3.1g / 塩分 1.2g / 食物繊維 1.7g

［材料］2人分

豚もも薄切り肉 … 70g ▶2cm幅に切る
なす … 1本（100g）
▶なるべく薄い半月切りにし、水に2～3分さらす
水 … 1と1/2カップ
信州白味噌 … 大さじ1
白すりごま … 小さじ1

1 鍋に水を入れ、強めの中火でひと煮立ちさせる。豚肉を加えて色が変わるまで煮たら、なすを加えて混ぜ、しんなりするまで煮る。
2 火を止めて味噌を溶き、お椀に盛ってすりごまをふる。

もずくトマト酢

熱量 17kcal / 糖質 3.5g / 塩分 0.5g / 食物繊維 0.7g

［材料］2人分

もずく（味付き）… 1パック（約60g）
トマト … 1/3個（50g） ▶1cm角に切る
しょうがのすりおろし … 小さじ1

1 ボウルにもずく、トマトを入れて混ぜ、器に盛ってしょうがをのせる。

POINT 時間があれば、冷蔵庫で冷やすとよりおいしい。

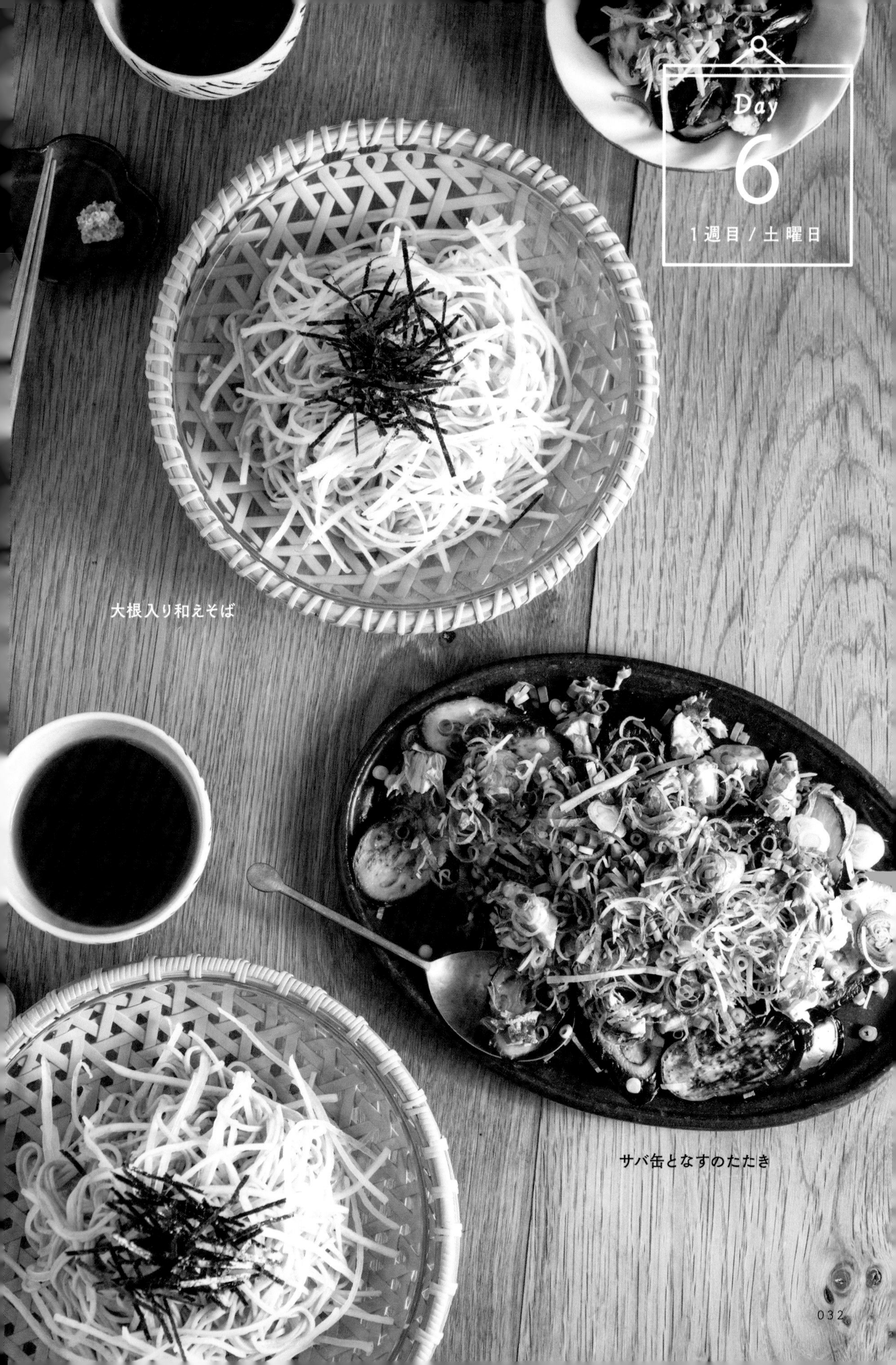

大根入り和えそば

サバ缶となすのたたき

薬味たっぷり、なすのたたきとそば定食

献立合計 1人分

熱量 425kcal
糖質 43.1g
塩分 3.3g
食物繊維 7.1g

そばは栄養価がとても高く、血糖値の急上昇を抑えてくれる「低GI食品」。
カロリーは比較的高いので、大根の細切りでかさ増しして総カロリーを調整しました。
なすのたたきは油をからめてから焼き、最小限の油量でうまみを引き出します。

大根入り和えそば

熱量 202kcal / 糖質 37.2g / 塩分 2.2g / 食物繊維 3.0g

［材料］ 2人分

そば（乾麺タイプ）… 100g
大根 … 10cm長さ（正味150g）
▶皮をむき、スライサーで細切りにする
刻み海苔 … 適量
（好みで）練りわさび … 少々
A ｜めんつゆ（3倍濃縮）… 大さじ2
　｜水 … 3/4カップ

1 Aは混ぜて冷蔵庫で冷やす。
2 鍋に湯を沸かし、そばを入れて袋の表示時間通りにゆでる。流水で洗い、氷水で冷やして水気をしっかり絞る。
3 そばと大根を混ぜて盛り、刻み海苔をのせてAを添え、好みでわさびを溶かして食べる。

サバ缶となすのたたき

熱量 223kcal / 糖質 5.9g / 塩分 1.1g / 食物繊維 4.1g

［材料］ 2人分

なす … 3本（300g） ▶斜め1cm厚さに切る
サバ水煮缶 … 1/2缶（90g）
●薬味
みょうが … 1個（15g） ▶薄い輪切り
青じそ … 10枚（8g） ▶せん切り
しょうが … 1/2かけ（7.5g） ▶せん切り
万能ねぎ … 3本（20g） ▶小口切り
ポン酢しょうゆ … 大さじ1
サラダ油 … 大さじ2

1 フライパンになすを半量入れ、サラダ油大さじ1をからめる。強めの中火にかけ、両面がこんがりするまで5分ほど炒め、皿に盛る。
2 残りのなすも1と同様にサラダ油をからめてから中火で5分ほど炒め、皿に盛る。

POINT しっかり焼き目を付ける為2回にわけて焼くのがおすすめ。

3 サバの身は粗くほぐして2にのせる。薬味を混ぜてのせ、ポン酢しょうゆをかける。

POINT サバ缶の汁1缶分（40㎖）は翌日曜の「キャベツと豆腐のスープ」に使うので取っておきます。残りのサバの身1/2缶分は朝食や昼食でお召し上がりください。

タイ風ガパオ定食

Day
7
1週目 / 日曜日

タイ料理で人気のバジル炒めごはんを、脂身の少ない鶏ひき肉を使ってアレンジ。
肉はポロポロと細かくせず、粗いそぼろ状に炒めることでボリュームアップ！
スープは、サバ缶の汁をベースにうま味が強く、濃厚な味わいです。

献立合計 1人分

熱量 **558**kcal

糖質 **43.6**g

塩分 **2.7**g

食物繊維 **6.2**g

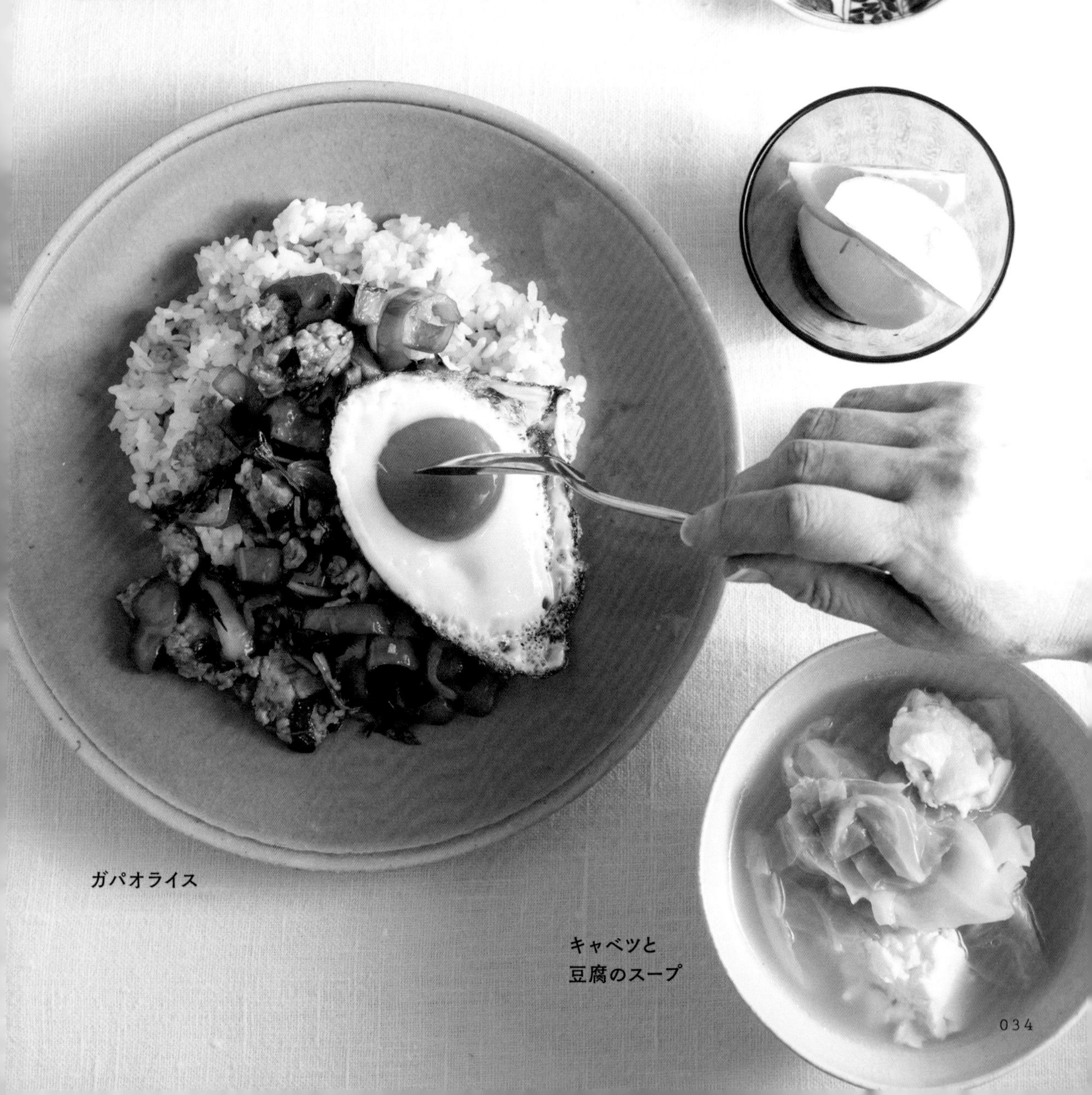

ガパオライス

キャベツと
豆腐のスープ

ガパオライス

熱量 456kcal / 糖質 40.4g / 塩分 1.7g / 食物繊維 4.3g

［材料］ 2人分

鶏ひき肉 … 150g

A
- 片栗粉 … 小さじ2/3
- 酒 … 小さじ2/3
- 塩 … 少々

にんにく … 1かけ（10g） ▶みじん切り
赤唐辛子 … 1/2本 ▶種ごと使う
玉ねぎ … 1/3個（70g） ▶半分に切り、縦1cm幅に切る
ピーマン … 2個（70g）
▶縦半分にして種とわたを除き、横1cm幅に切る

B
- 砂糖 … 小さじ1/4
- オイスターソース … 小さじ2
- 酒 … 小さじ2
- しょうゆ … 小さじ2

バジル … 1パック（約20g） ▶茎ごと1cm幅に切る
サラダ油 … 小さじ2
卵 … 2個
もち麦ごはん … 300g

1 ボウルに**B**を混ぜる。

2 別のボウルにひき肉を入れ、**A**を加えて菜箸数本で混ぜる。

3 小さいフライパンにサラダ油小さじ1を強めの中火で熱する。卵を割り入れ、周りが少し色付くまで焼き、火を止めておく。

POINT 放置することで白身の周りはこんがり、黄身は半熟に色よく仕上がる。

4 別のフライパンにサラダ油小さじ1、にんにく、赤唐辛子を入れ、強めの中火にかけてさっと炒める。**2**を広げ入れ、粗いそぼろ状になるように炒める。玉ねぎ、ピーマンを加え、玉ねぎが透き通るまで炒め、**B**を加えて炒め合わせる。仕上げにバジルを加えてさっと炒める。

5 器にごはんを盛り、**4**をかけて**3**の目玉焼きをのせる。

キャベツと豆腐のスープ

熱量 102kcal / 糖質 3.2g / 塩分 1.0g / 食物繊維 1.9g

［材料］ 2人分

木綿豆腐 … 大1/4丁（100g）
キャベツ … 2〜3枚（150g） ▶ひと口大に切る

A
- サバ缶の汁（1缶分40mℓ）+ 水 … 1と1/2カップ
- 酒 … 大さじ1/2
- 塩 … 小さじ1/4
- しょうゆ … 小さじ1/4
- こしょう … 少々

ごま油 … 小さじ1

1 鍋に**A**とキャベツを入れて煮立てる。ふたをして弱火で3分煮る。次に豆腐を崩し入れ、再びふたをして2分煮る。

2 仕上げにごま油を回し入れる。

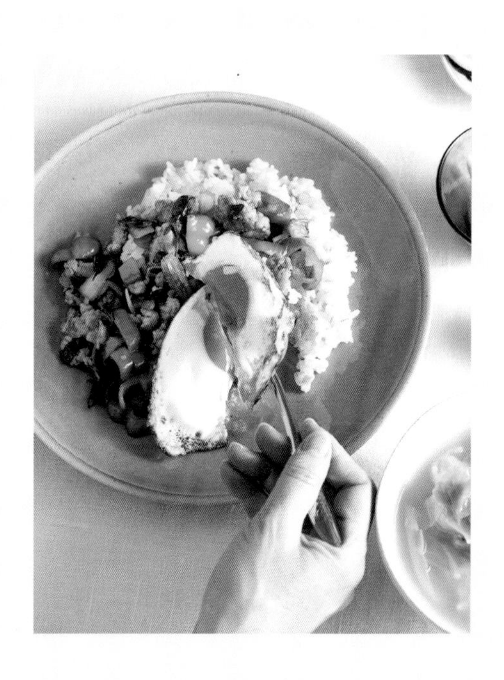

れんこんたっぷり。レバニラ炒め定食

Day 8
2週目/月曜日

薄く切ったれんこんを加えた少し珍しいレバニラです。
れんこんのシャキシャキした食感が加わるので食べ応えもあり、
水分が出にくいので味が薄まらず、パンチのある味をガツンと楽しめます。

献立合計 1人分

熱量 437kcal
糖質 50.7g
塩分 3.6g
食物繊維 7.0g

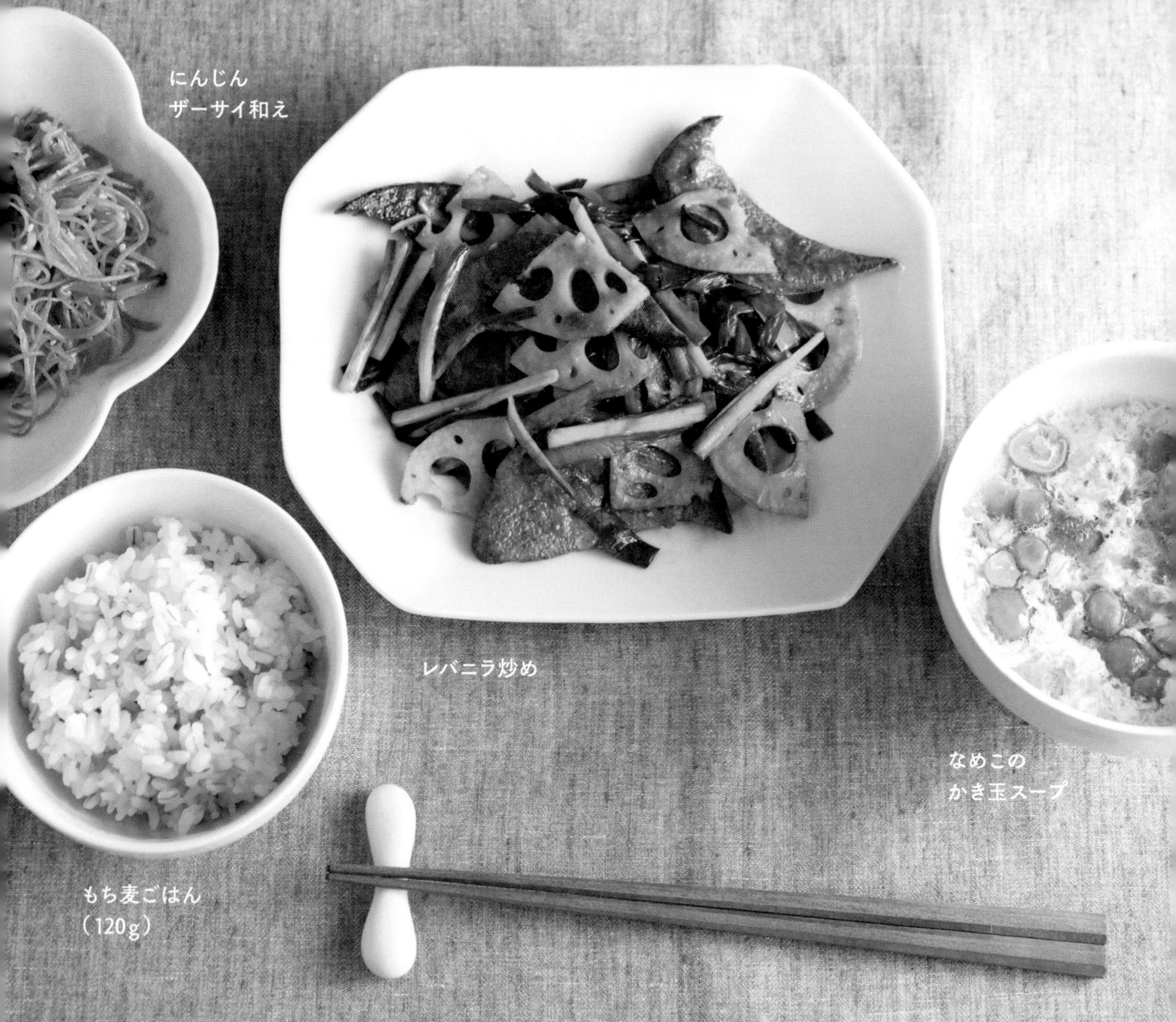

にんじん
ザーサイ和え

レバニラ炒め

なめこの
かき玉スープ

もち麦ごはん
(120g)

レバニラ炒め

熱量 197kcal / 糖質 13.6g / 塩分 1.8g / 食物繊維 2.5g

［材料］2人分

豚レバー … 150g ▶5㎜厚さに切る
A 酒 … 小さじ1
しょうゆ … 小さじ1
しょうがのすりおろし … 小さじ1
片栗粉 … 小さじ2
ごま油 … 小さじ1
れんこん … 1/2節（100g） ▶薄いいちょう切り
にら … 1束（100g） ▶5㎝長さに切る
B 水 … 大さじ1
オイスターソース … 大さじ1/2
砂糖 … 小さじ1/6
しょうゆ … 小さじ1
塩・こしょう … 各少々
ごま油 … 大さじ1/2

1 レバーは氷水に5分つけ、キッチンペーパーで水気をしっかりふく。ボウルに入れ、Aを加えてもみこんで15分おく。片栗粉、ごま油を順に加えてもみこむ。
2 フライパンを中火で熱し、レバーを重ならないように広げて並べる。両面を計2〜3分ほど焼き、いったん取り出す。
3 フライパンの汚れをさっとふき取り、ごま油大さじ1/2を入れて強めの中火で熱する。れんこんを加えて2分ほど炒め、レバーを戻し入れる。混ぜたBを加えて炒め、仕上げににらを加えて炒め合わせる。

もち麦ごはん（120g）

熱量 156kcal / 糖質 33.1g / 塩分 0g / 食物繊維 2.2g

にんじんザーサイ和え

熱量 39kcal / 糖質 2.6g / 塩分 0.7g / 食物繊維 1.4g

［材料］2人分

にんじん … 1/2本（70g） ▶スライサーでせん切りにする
塩 … 少々
A ザーサイ（瓶詰）… 20g
ごま油 … 小さじ1
白いりごま … 小さじ1

1 ボウルににんじんを入れ、塩を加えてもみ、しんなりさせる。
2 1にAを加えて和える。

なめこのかき玉スープ

熱量 45kcal / 糖質 1.4g / 塩分 1.1g / 食物繊維 0.9g

［材料］2人分

なめこ … 1袋（90g）
溶き卵 … 1個分
A だし汁 … 1と1/2カップ
塩 … 小さじ1/4
しょうゆ … 小さじ1/4
粉山椒 … 少々

1 鍋にAを入れ、強火にかけひと煮立ちさせる。
2 なめこはざるに入れてさっと洗って1に加える。再び煮立ったら、溶き卵を回し入れ、ふんわりと火を通す。
3 器に盛り、粉山椒をふる。

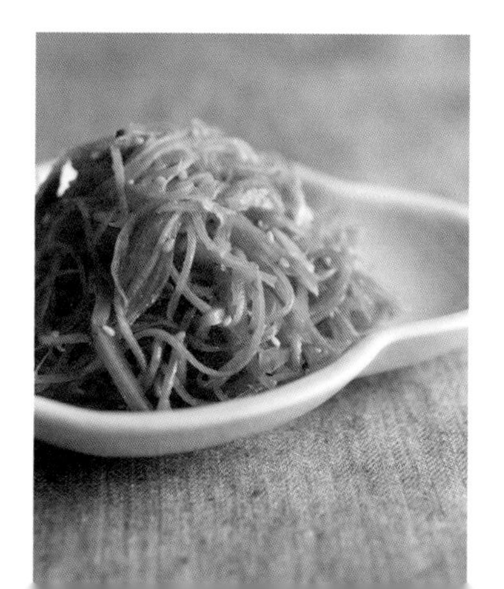

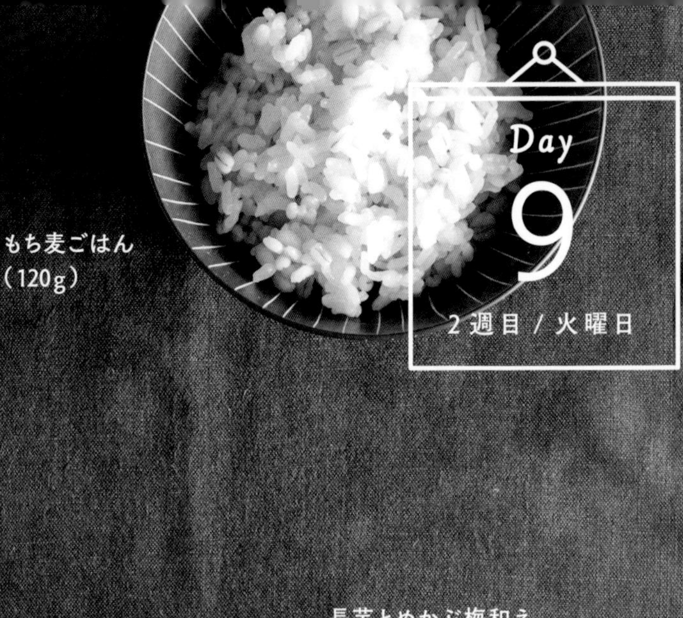

Day 9

2週目 / 火曜日

もち麦ごはん
（120g）

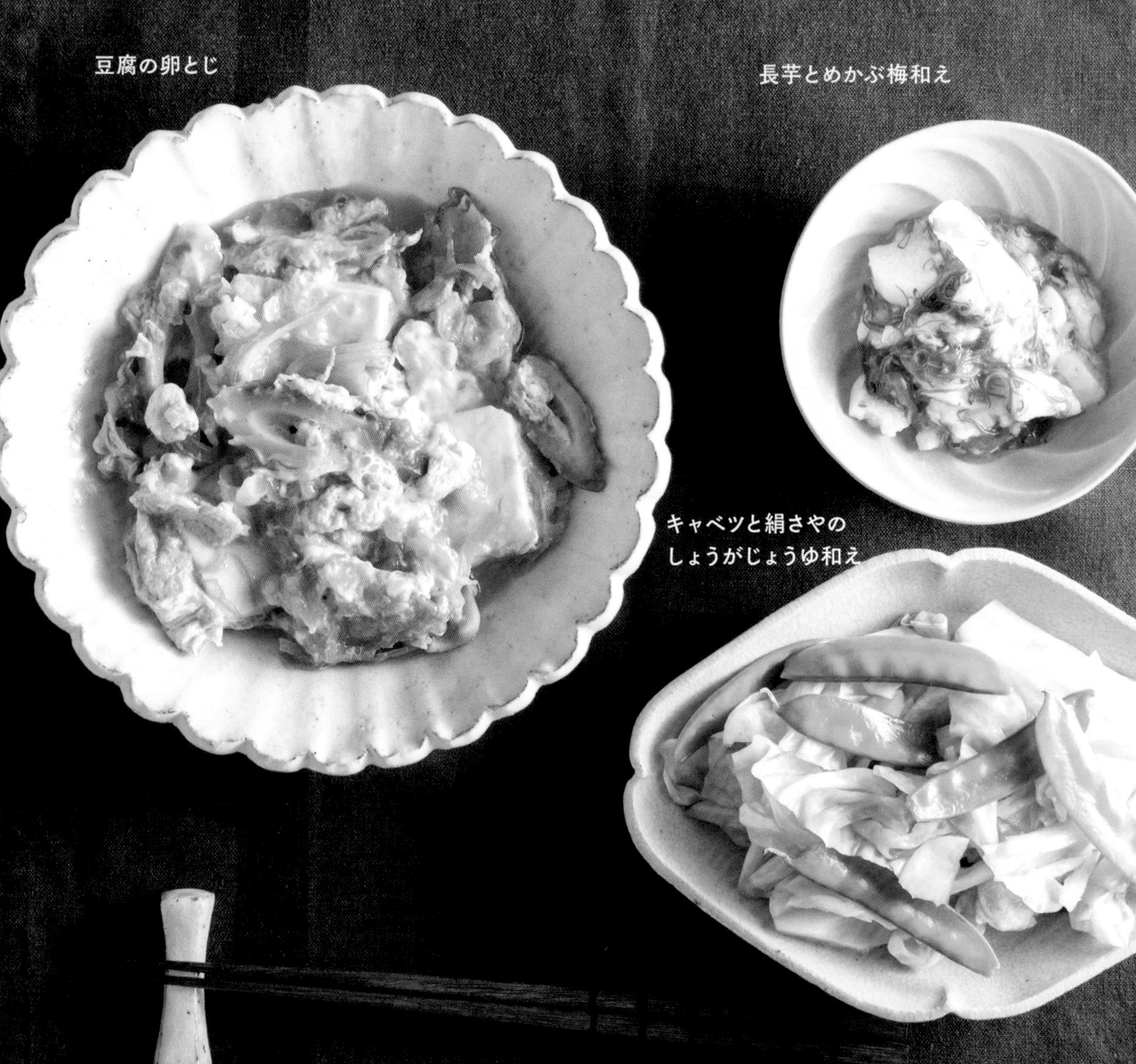

豆腐の卵とじ

長芋とめかぶ梅和え

キャベツと絹さやの
しょうがじょうゆ和え

あっさり&たんぱく質しっかり、豆腐の卵とじ献立

献立合計 1人分

熱量 444kcal
糖質 55.9g
塩分 3.6g
食物繊維 6.0g

豆腐と卵を主役にした「豆腐の卵とじ」は、
おなじみの食材だけでしっかりとたんぱく質が摂れるおすすめメニュー。
副菜の長芋とめかぶにたっぷり含まれる水溶性の食物繊維が
食後の血糖値上昇を抑えます。

豆腐の卵とじ

熱量 233kcal / 糖質 13.6g / 塩分 2.0g / 食物繊維 1.5g

[材料] 2人分

絹ごし豆腐 … 大1/2丁(200g) ▶6等分に切る
溶き卵 … 2個分
玉ねぎ … 1/4個(50g) ▶薄切り
ちくわ … 1本(40g) ▶なるべく薄く斜め切り
A だし汁 … 1/2カップ
しょうゆ … 大さじ1
みりん … 大さじ1
砂糖 … 小さじ1/2
揚げ玉 … 大さじ3(14g)

1. フライパン(直径22cm)にAを入れて混ぜ、玉ねぎ、豆腐、ちくわを順に広げて入れる。強火にかけてひと煮立ちさせ、ふたをして弱火で5分煮る。
2. 豆腐が温まったら強火にし、もうひと煮立ちさせる。
3. 揚げ玉をちらして溶き卵を回し入れ、ふたをして弱火で1分ほど、好みの固さに火を通す。

もち麦ごはん(120g)

熱量 156kcal / 糖質 33.1g / 塩分 0g / 食物繊維 2.2g

長芋とめかぶ梅和え

熱量 30kcal / 糖質 5.6g / 塩分 0.9g / 食物繊維 0.5g

[材料] 2人分

長芋 … 約4cm(80g)
めかぶ(味付き)… 1パック(40g)
梅干し … 小さじ1(1/2個分) ▶種を除いてたたく
酢 … 小さじ1

1. 長芋は皮をむいてポリ袋に入れ、めん棒などで粗くたたく。
2. 残りの材料を加え、軽くもみ混ぜる。

キャベツと絹さやのしょうがじょうゆ和え

熱量 25kcal / 糖質 3.6g / 塩分 0.7g / 食物繊維 1.8g

[材料] 2人分

キャベツ … 2〜3枚(160g) ▶ひと口大に切る
絹さや … 40g ▶筋を取る
A しょうが汁 … 小さじ1
しょうゆ … 小さじ1と1/2

1. 耐熱ボウル(直径20cm)にキャベツを入れ、絹さやをのせる。ふんわりとラップをかけ、600Wの電子レンジで2分30秒加熱して粗熱を取る。
2. キッチンペーパーで野菜の水気をふき、Aを加えて和える。

揚げずにカロリーオフ！
アーモンド焼き定食

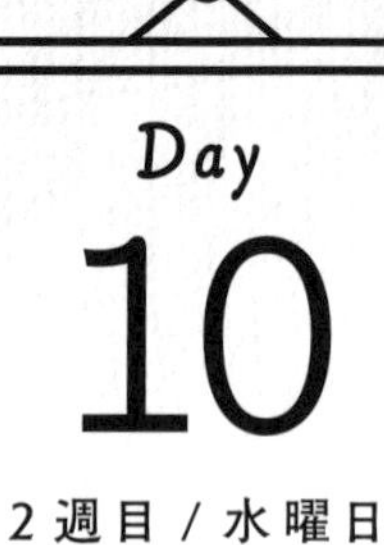

いつもなら油で揚げているメニューもアーモンドをまぶし少量の油でこんがりと焼いてカロリーダウン。アーモンドの香ばしさが相まって、
まるで揚げものを食べているような気分に。ささみは高たんぱく＆低カロリー、
そぎ切りは火が通りやすく時短効果も。

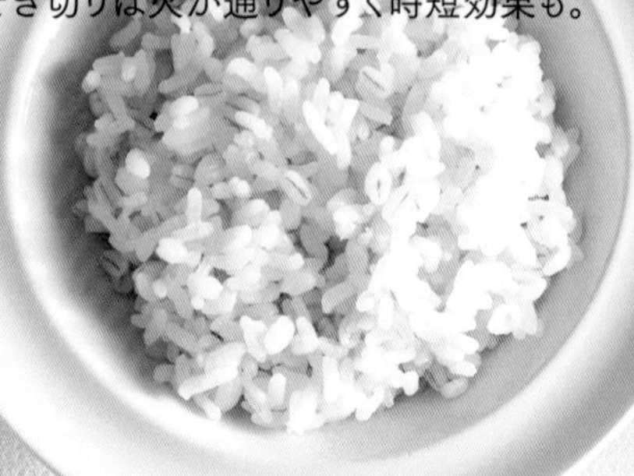

もち麦ごはん
（120g）

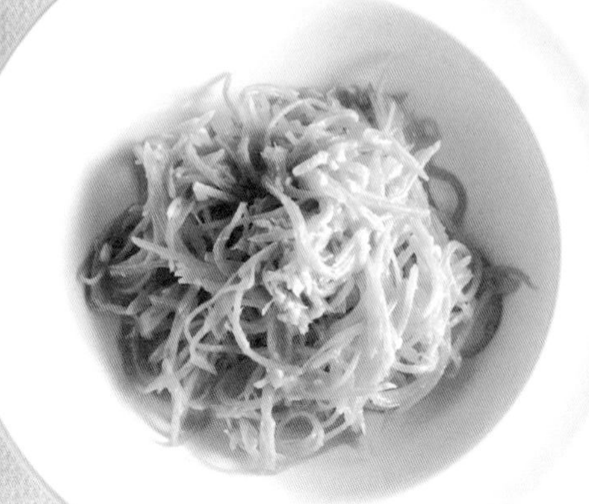

ささみアーモンド焼き

ツナ入りにんじんのラペ

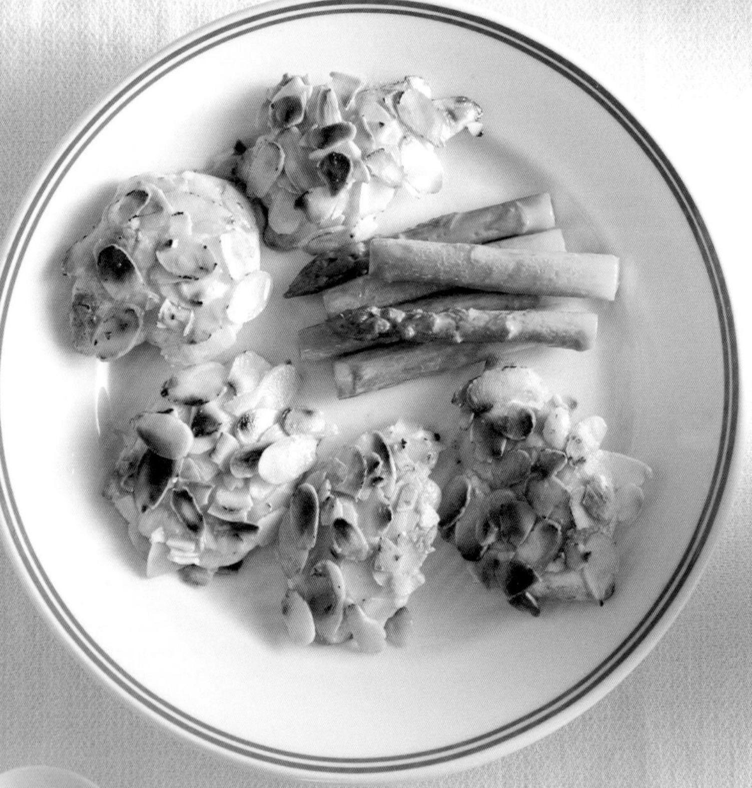

オニオンチーズスープ

献立合計 1人分

熱量 525kcal

糖質 48.2g

塩分 1.8g

食物繊維 8.2g

ささみアーモンド焼き

熱量 272kcal / 糖質 8.2g / 塩分 0.4g / 食物繊維 3.3g

［材料］ 2人分

鶏ささみ肉 … 3〜4枚（200g）
▶水気をふいて筋を取り、3等分のそぎ切りにする
アーモンドスライス … 40g
塩 … ひとつまみ
こしょう … 少々
A｜小麦粉 … 大さじ1と1/2
　｜水 … 大さじ1
グリーンアスパラガス … 4本（100g）
▶固い部分を除き、下3cmの皮をむき、3〜4等分に切る
オリーブ油 … 小さじ2

1 ボウルにAを混ぜる。ささみ1切れはラップをかけ、めん棒でたたいてひとまわり大きくする。残りも同様に行う。片面に塩、こしょうをふってAを塗る。

2 バットにアーモンドを広げ、Aを塗った面にしっかりまぶす。

POINT ささみは1切れずつバットにうつし、片面だけにアーモンドを丁寧につけて。

3 大きめのフライパンにオリーブ油を中火で熱し、アスパラを加えて2〜3分炒め、火が通ったら器に盛る。

4 そのままのフライパンでアーモンドをまぶした面を下にしてささみを並べ、3〜4分こんがり焼いて返し、さらに2分ほど焼いて火を通し、器に盛る。

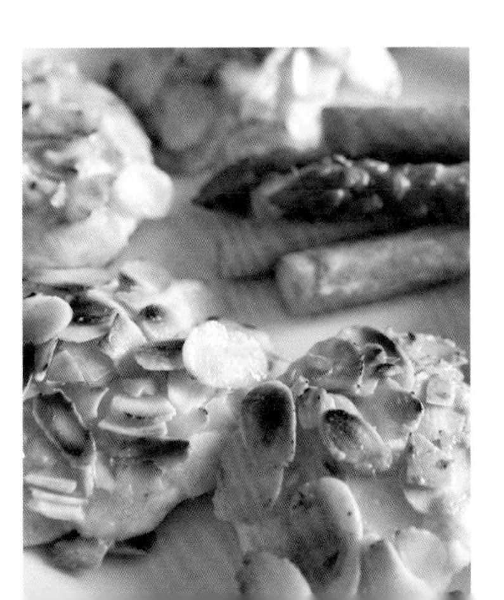

オニオンチーズスープ

熱量 54kcal / 糖質 4.3g / 塩分 1.0g / 食物繊維 1.9g

［材料］ 2人分

玉ねぎ（薄切り）… 1/3個（70g）
粉チーズ … 大さじ1/2
バター … 大さじ1/2
A｜水 … 1と1/2カップ
　｜コンソメスープ（顆粒）… 小さじ1/2
　｜塩 … 小さじ1/6
　｜こしょう … 少々
えのきだけ … 1/3袋（70g）
▶石づきを除き、2等分に切ってほぐす
好みでドライパセリ … 少々

1 鍋にバターと玉ねぎを入れ、中火にかけ、玉ねぎが少し色付いてしんなりするまで炒める。Aとえのきを加え、ひと煮立ちしたらふたをして、ごく弱火で5分ほど煮る。

2 玉ねぎがやわらかくなったら器に盛り、粉チーズ、好みでドライパセリをふる。

ツナ入りにんじんのラペ

熱量 43kcal / 糖質 2.6g / 塩分 0.4g / 食物繊維 0.8g

［材料］ 2人分

にんじん … 1/2本（70g） ▶スライサーでせん切りにする
ツナ缶（水煮）… 小1/2缶（35g）
塩 … 少々
A｜酢 … 小さじ2
　｜オリーブ油 … 小さじ1

1 ボウルににんじんを入れ、塩を加えてもみ、しんなりさせる。

2 1にツナを汁ごと入れ、Aを加えて和える。

もち麦ごはん（120g）

熱量 156kcal / 糖質 33.1g / 塩分 0g / 食物繊維 2.2g

Day
11
2週目 / 木曜日

野菜たっぷり、ビッグな餃子定食

餃子の皮を使わずに油揚げで包んだ食べ応えのある大きな餃子です。
焼き油を使わず、油揚げの油分を上手に使ってうまみを引き出しました。
サラダ感覚でポリポリと食べられるきゅうりの炒めもの、
甘じょっぱいしらたきのきんぴらを添え、味や食感にもバリエーションを。

献立合計 1人分

熱量 **518**kcal

糖質 **46.6**g

塩分 **2.8**g

食物繊維 **7.4**g

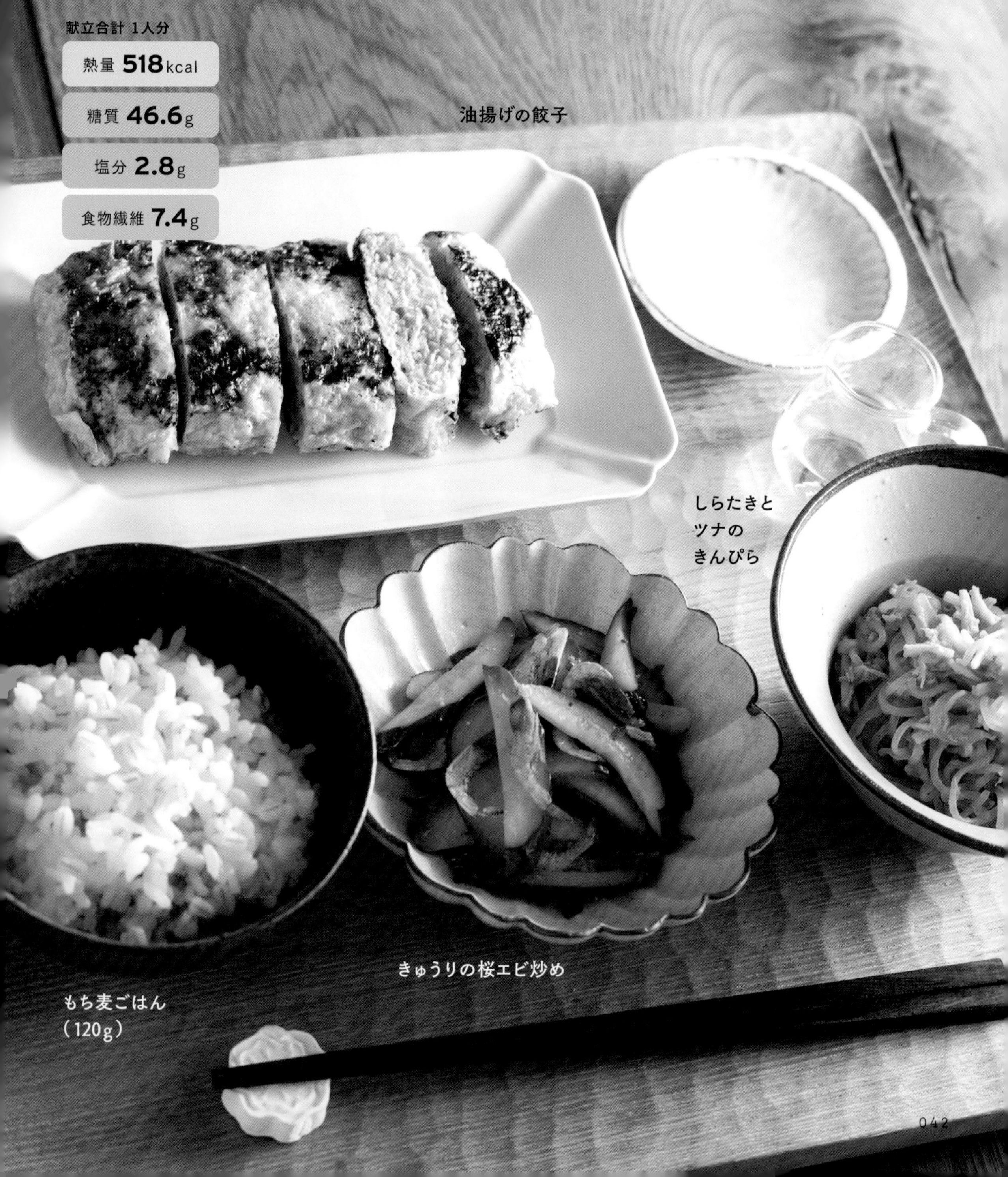

油揚げの餃子

しらたきとツナのきんぴら

きゅうりの桜エビ炒め

もち麦ごはん（120g）

油揚げの餃子

熱量 275kcal / 糖質 9.1g / 塩分 1.3g / 食物繊維 1.8g

［材料］2人分

油揚げ … 2枚（30g）
キャベツ … 1〜2枚（100g） ▶みじん切り
玉ねぎ … 1/3個（70g） ▶みじん切り
A
　鶏ひき肉 … 150g
　桜エビ … 小さじ2（1.5g） ▶みじん切り
　片栗粉 … 小さじ2
　砂糖 … 小さじ1
　味噌 … 小さじ1
　にんにくのすりおろし … 小さじ1/2
　しょうゆ … 小さじ2
　ごま油 … 小さじ1と1/2
水 … 3/4カップ

1 耐熱ボウル（直径17㎝）にキャベツと玉ねぎを入れ、ふんわりとラップをかける。600Wの電子レンジで2分加熱し、取り出して混ぜ、粗熱を取る。

2 油揚げはキッチンペーパーでおさえ、表面の油を取る。長辺に切り込みを入れ、袋状に開く。

POINT 油揚げは薄くて開きやすいものがよい。開きにくい場合はめん棒を転がして開きやすくする。

3 ボウルに**A**を入れ、**1**の水気を絞って加え、粘りが出るまで手で練る。油揚げに半量ずつ詰め、平らにつぶす。

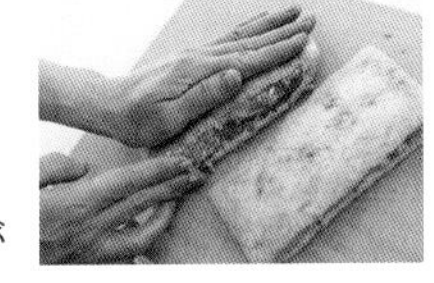

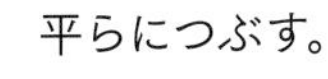

POINT 油揚げの端まで具材がいくように詰め、平たくなるように手のひらでやさしくつぶす。

4 フライパンに**3**を並べて水を注ぎ、ふたをして強めの中火にかける。ほぼ水分が飛んだらふたをあけ、中火にして両面がきつね色になるまで計3〜4分焼く。食べやすく切って器に盛る。

きゅうりの桜エビ炒め

熱量 31kcal / 糖質 1.1g / 塩分 0.5g / 食物繊維 0.6g

［材料］2人分

きゅうり … 1本（100g）
▶縦半分に切り、長めの斜め2〜3㎜幅に切る
桜エビ … 4g
塩・こしょう … 各少々
ごま油 … 小さじ1

1 フライパンにごま油を強めの中火で熱する。きゅうりと桜エビを加え、きゅうりが熱くなるまで2分ほど炒める。塩、こしょうで味付けする。

しらたきとツナのきんぴら

熱量 56kcal / 糖質 3.3g / 塩分 1.0g / 食物繊維 2.8g

［材料］2人分

しらたき … 1/2袋（100g）
ツナ缶（水煮）… 小1/2缶（35g）
えのきだけ … 大1/3袋（約70g）
▶石づきを除き、3等分に切ってほぐす
A
　水 … 1/4カップ
　砂糖 … 小さじ1
　しょうゆ … 小さじ2
ごま油 … 小さじ1

1 しらたきは水気をきって鍋に入れ、かぶるくらいの水（分量外）を加えて煮立てる。ざるに上げて粗熱を取り、はさみで食べやすく切る。

2 鍋にごま油を強めの中火で熱し、しらたきとえのきを加えて油が回るまで炒める。**A**、ツナを汁ごと加え、汁気がなくなるまで時々混ぜながら煮る。

もち麦ごはん（120g）

熱量 156kcal / 糖質 33.1g / 塩分 0g / 食物繊維 2.2g

Day
12
2週目 / 金曜日

食欲そそるカレー風味の焼き魚定食

フライパンで手軽に焼けるお魚メニューをスパイスでアレンジ！
カレー粉などの「香り」を使うと、
塩分は抑えつつ味にメリハリをつけることができます。
味噌汁に使用する揚げ玉もうまみの素。油脂を完全に避けることはせず、
献立全体のバランスをみて、ほどよく加えると食後の満足感がアップします。

献立合計 1人分

熱量 474kcal
糖質 48.5g
塩分 3.6g
食物繊維 6.0g

イワシのカレー塩焼き

ちくわと野菜のごま酢和え

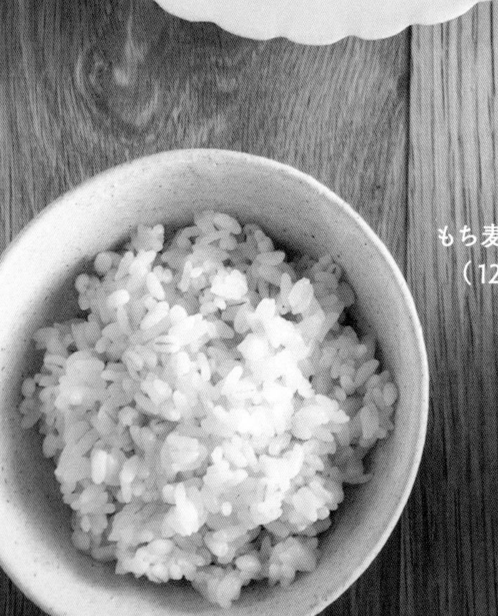

もち麦ごはん（120g）

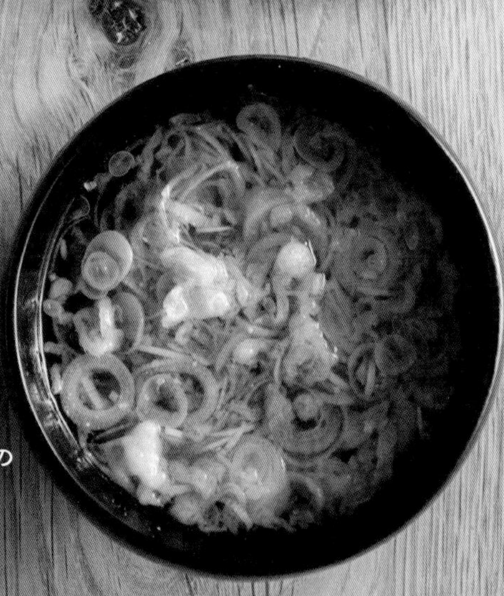

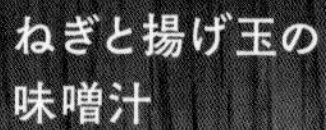

ねぎと揚げ玉の味噌汁

イワシのカレー塩焼き

熱量 185kcal / 糖質 1.9g / 塩分 0.7g / 食物繊維 0.7g

［材料］2人分

イワシ …3〜4尾（約250g）
A カレー粉 … 小さじ1
　塩 … 小さじ1/6
小麦粉 … 小さじ1
サラダ菜 … 4〜5枚（20g）
カレー粉 … 少々
サラダ油 … 小さじ1
レモン（くし切り）… 2切れ

1 イワシはうろこ、頭、内臓を除いて半分の長さに切る。洗ってペーパータオルで水気をしっかりふく（正味200g）。焼く直前にポリ袋に入れ**A**をふり入れ、袋をふってまぶす。次に小麦粉を入れ同様にまぶす。

2 フライパンにサラダ油を弱めの中火で熱する。イワシを並べて3〜4分ほどこんがりと焼き、返し3〜4分焼いて火を通す。

3 皿にサラダ菜とイワシを盛り、カレー粉少々をふってレモンを添える。

ちくわと野菜のごま酢和え

熱量 75kcal / 糖質 8.4g / 塩分 1.6g / 食物繊維 1.9g

［材料］2人分

ちくわ … 1本（40g） ▶薄い斜め切り
きゅうり … 1本（100g）
　▶斜め5㎜厚さに切ってから、縦細切り
にんじん … 1/5本（30g） ▶スライサーでせん切り
もやし … 1/2袋（100g）
塩 … 小さじ1/4
A 酢 … 大さじ1
　砂糖 … 小さじ1と1/2
　しょうゆ … 小さじ1
白すりごま … 大さじ1

1 ボウルにきゅうりを入れて塩を混ぜ、10分おいて水気を絞る。

2 耐熱ボウル（直径18㎝）ににんじん、もやしを順に広げ、ふんわりとラップをかける。600Wの電子レンジで2分加熱し、取り出して粗熱を取り水気をきる。

3 ボウルに**A**を混ぜ、**1**、**2**、ちくわを加えて混ぜ、すりごまを和える。

ねぎと揚げ玉の味噌汁

熱量 58kcal / 糖質 5.1g / 塩分 1.3g / 食物繊維 1.2g

［材料］2人分

長ねぎ … 1/2本（50g） ▶なるべく薄い小口切り
揚げ玉 … 大さじ1
だし汁 … 1と1/2カップ
味噌 … 大さじ1

1 鍋にだし汁を入れ、強めの中火でひと煮立ちさせる。

2 火を弱めて味噌を溶き、長ねぎ、揚げ玉を加えて火を止める。

もち麦ごはん（120g）

熱量 156kcal / 糖質 33.1g / 塩分 0g / 食物繊維 2.2g

Day
13
2 週目 / 土曜日

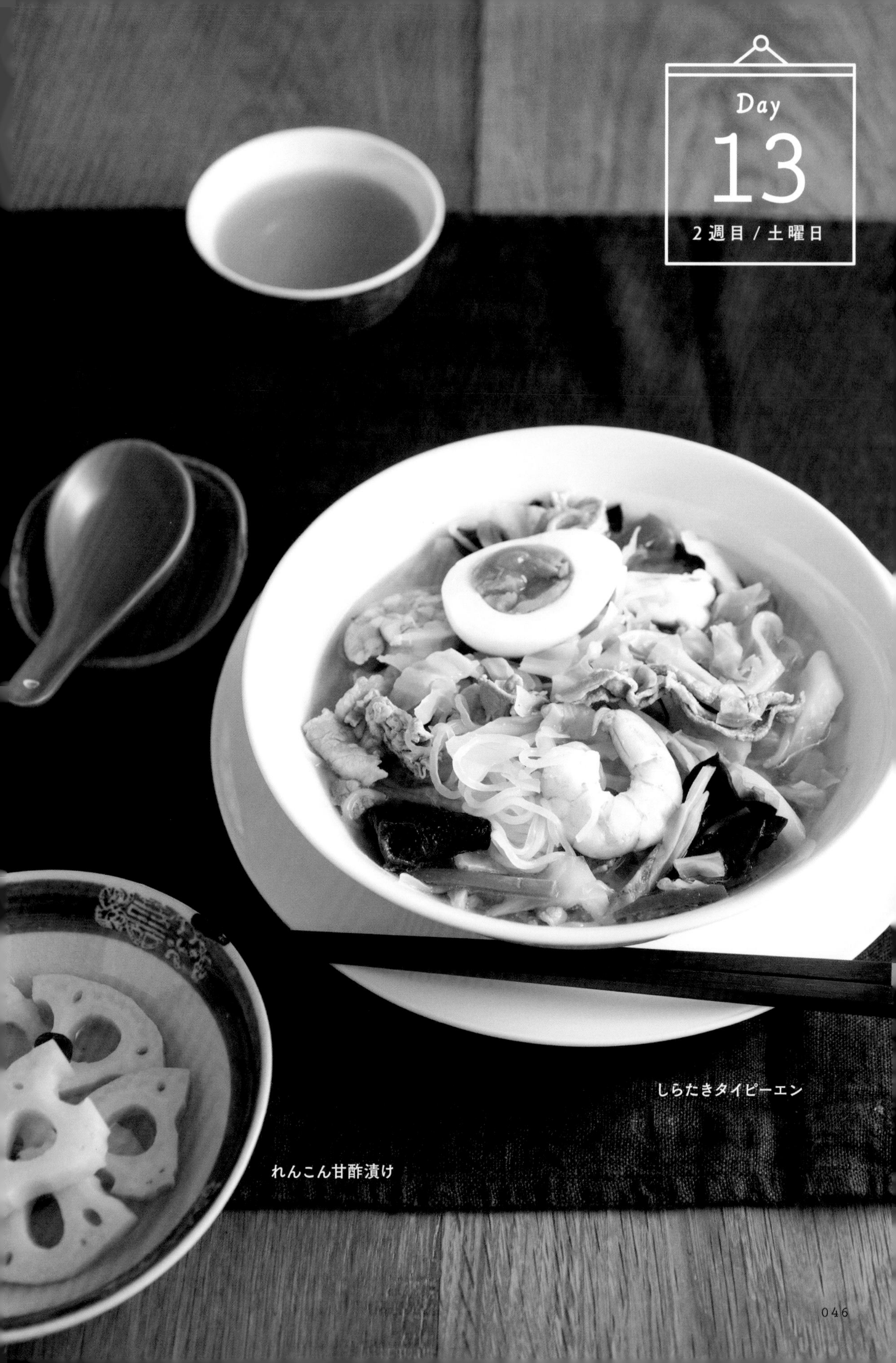

しらたきタイピーエン

れんこん甘酢漬け

肉も野菜も魚介も！ 熊本のご当地麺献立

献立合計 1人分

熱量 316kcal
糖質 15.1g
塩分 2.2g
食物繊維 8.7g

鶏ガラベースのスープに肉や魚介、野菜、そして春雨を加えて作る
「太平燕（タイピーエン）」はその昔、中国から伝わり、
今は熊本のご当地グルメ。今回はよりヘルシーにしらたきで。
酢のものは血糖値上昇を抑えるので、積極的に摂りたいアイテムです。

しらたきタイピーエン

熱量 272kcal / 糖質 5.9g / 塩分 2.0g / 食物繊維 7.7g

［材料］ 2人分

しらたき … 1と1/2袋（300g）
豚こま切れ肉 … 100g
にんじん … 1/5本（30g） ▶細切り
キャベツ … 2〜3枚（200g） ▶細切り
A
- 水 … 2カップ
- 鶏ガラスープ（顆粒）… 小さじ1
- 酒 … 大さじ1
- 塩 … 小さじ2/3
- こしょう … 少々

エビ … 8尾（100g） ▶洗って殻をむき、背わたを取る
乾燥きくらげ … 4g
▶ぬるま湯に10分つけて戻し、石づきを除き食べやすく切る
ごま油 … 大さじ1
ゆで卵 … 1個
▶室温に戻した卵を熱湯で9分ゆで、氷水に取る

1 しらたきは水気をきって鍋に入れ、かぶるくらいの水（分量外）を加えて煮立てる。ざるに上げて粗熱を取り、はさみで3ヶ所を切る。

2 フライパンにごま油を強めの中火で熱し、豚肉の色がほぼ変わるまで炒める。にんじん、キャベツを加えて油が回るまで炒める。**A**、**1**を加えて煮立て、中火で2〜3分煮る。

3 エビ、きくらげを加えてエビに火が通るまで煮て器に盛り、縦半分に切ったゆで卵をのせる。

れんこん甘酢漬け

熱量 44kcal / 糖質 9.2g / 塩分 0.2g / 食物繊維 1.0g

［材料］ 2人分

れんこん … 小1節（100g） ▶5㎜厚さのいちょう切り
A
- 砂糖 … 大さじ1
- 酢 … 大さじ3
- 塩 … 小さじ1/8
- 水 … 大さじ3
- 赤唐辛子 … 2㎝ ▶種を除き、はさみで輪切り

1 鍋に湯を沸かし、れんこんを加えて中火で3分ほど固めにゆでる。ざるに上げて湯をきり、保存容器に入れる。

2 **1**の鍋に**A**を混ぜ、中火でひと煮立ちさせ、保存容器に注いで粗熱を取る。ふたをして冷蔵庫で1時間以上漬ける（途中、一度混ぜる）。

3 汁気をきって器に盛る。

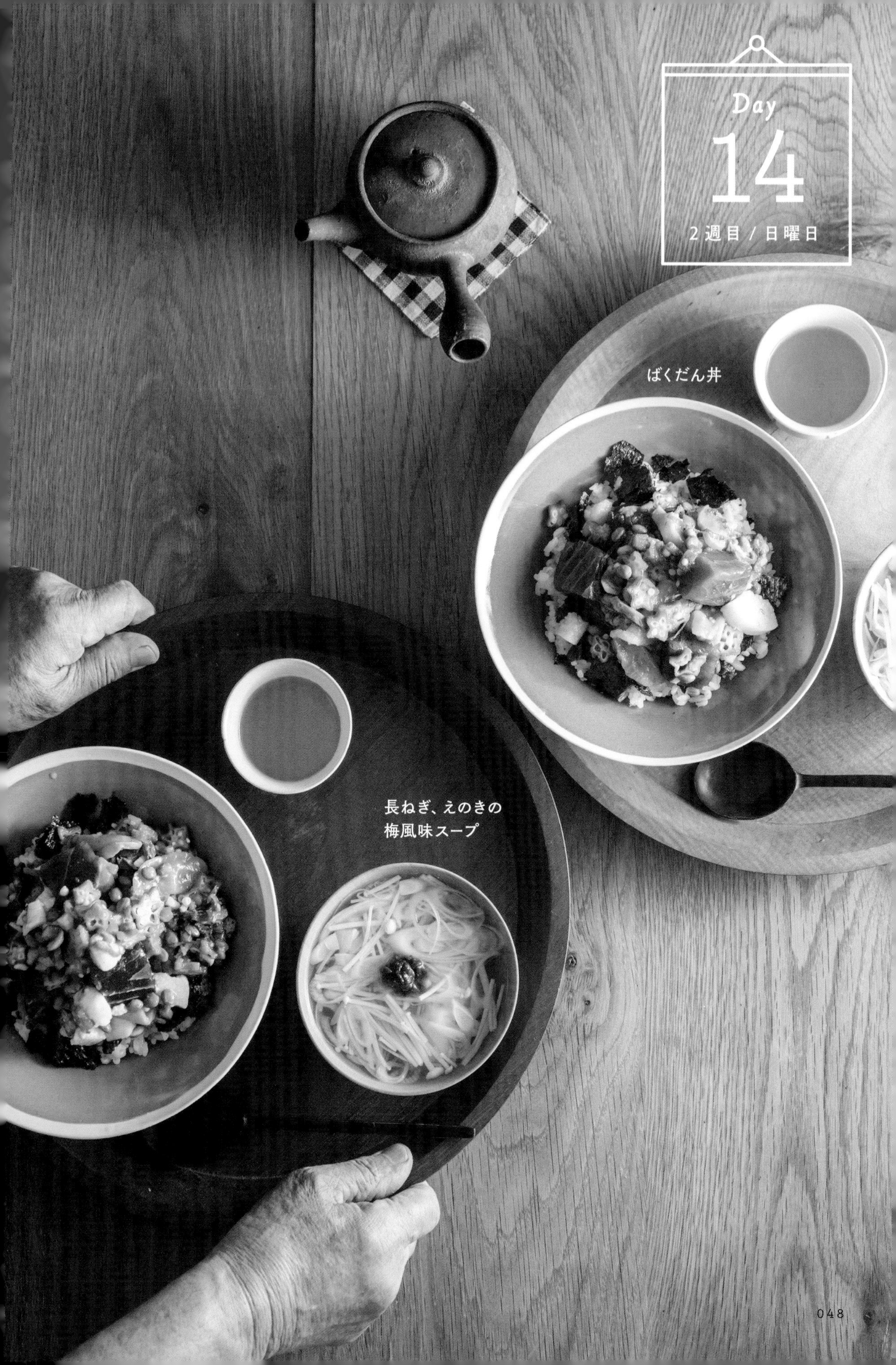

Day
14
2週目 / 日曜日

ばくだん丼

長ねぎ、えのきの
梅風味スープ

ねばねば食材で ばくだん丼セット

献立合計 1人分

熱量 375kcal
糖質 53.4g
塩分 3.0g
食物繊維 10.2g

オクラ、長芋、納豆など、身近なねばねば食材をのっけた丼が主役。
ねばねばした食材には水溶性食物繊維が多く含まれ、
その粘着性で消化スピードをゆっくりにして、血糖値の上昇を防ぎます。
納豆の代わりに味付けめかぶで作ってもおいしいですよ。

ばくだん丼

熱量 347kcal / 糖質 49.4g / 塩分 1.8g / 食物繊維 7.9g

[材料] 2人分

マグロのぶつ切り … 120g
▶大きければ食べやすく切る
オクラ … 8本（80g）
▶へたを切ってがくのまわりをむき、縦に1本切れ目を入れる
長芋 … 4cm（80g）
▶皮をむき、ポリ袋に入れてめん棒で粗くたたく
つぼ漬け（たくあん）… 30g
青じそ … 10枚 ▶細切り
納豆 … 1パック（40g）
しょうゆ … 大さじ1
もち麦ごはん … 300g
焼き海苔 … 1枚

1 オクラは熱湯で1～2分ほどゆで、ざるに上げる。粗熱が取れたら薄い小口切りにする。
2 ボウルに納豆、しょうゆを入れて軽く混ぜる。長いも、青じそ、**1**、マグロ、つぼ漬けを加えて和える。
3 丼にもち麦ごはんを等分して盛り、海苔をちぎってのせ、**2**を等分してのせる。

長ねぎ、えのきの梅風味スープ

熱量 28kcal / 糖質 4.0g / 塩分 1.2g / 食物繊維 2.3g

[材料] 2人分

長ねぎ … 2/3本（70g） ▶斜めになるべく薄く切る
えのきだけ … 大1/3袋（70g）
▶石づきを除き、長さ半分に切る
A だし汁 … 1と1/2カップ
塩 … 小さじ1/6
しょうゆ … 小さじ1/6
梅干し … 小さじ1（1/2個分） ▶種を除いてたたく

1 鍋に**A**を入れ、強火にかける。ひと煮立ちしたら長ねぎ、えのきを入れてさっと煮る。
2 器に盛り、梅干しを等分してのせる。

Day
15
3週目 / 月曜日

献立合計 1人分

熱量 **548**kcal
糖質 **44.0**g
塩分 **4.0**g
食物繊維 **8.9**g

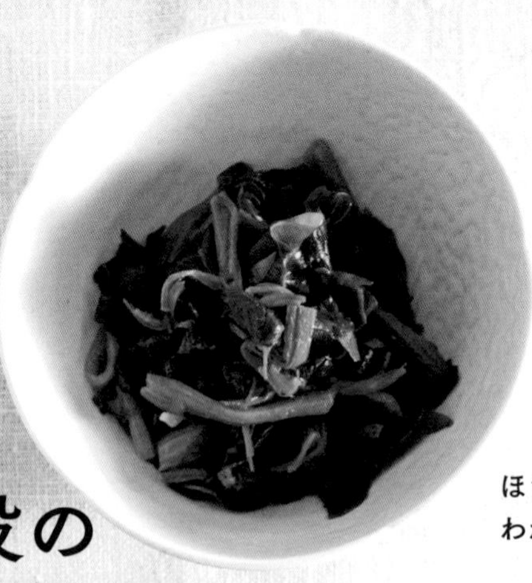

ほうれん草と
わかめのナムル

豚キムチが主役の ちょっとアジアン献立

発酵食品のキムチは、腸内環境を整えてくれる乳酸菌の宝庫。
栄養価の高いほうれん草とわかめを組み合わせた副菜は韓国風に、
豆乳スープは台湾の朝ごはんとして人気の「シェントウジャン（鹹豆漿）」風に。

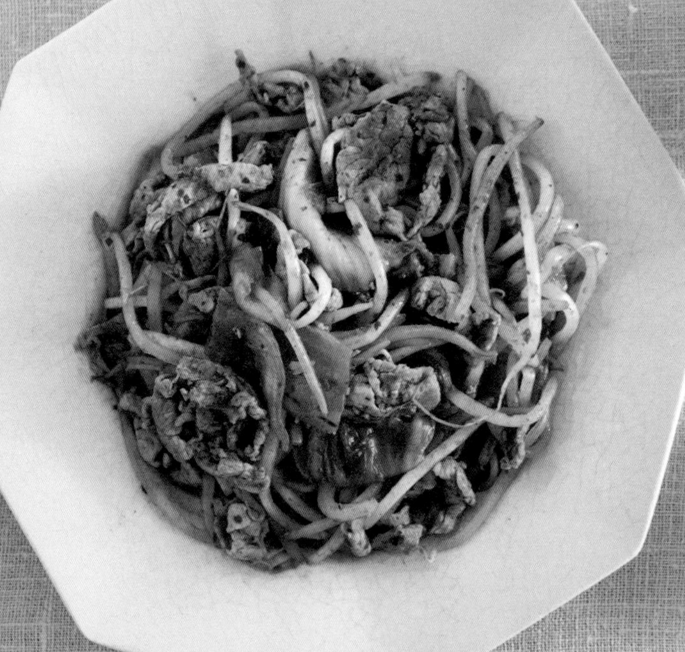

豆乳スープ

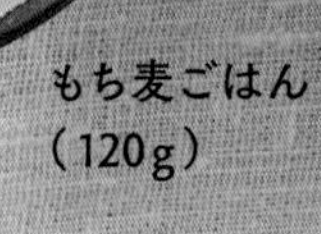

もち麦ごはん
（120g）

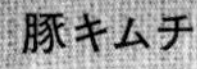

豚キムチ

豚キムチ

熱量 257kcal / 糖質 2.3g / 塩分 2.2g / 食物繊維 3.8g

[材料] 2人分

豚こま切れ肉 … 150g
▶大きければ食べやすく切る
もやし … 1袋(200g)
▶根切りタイプまたはひげ根を取る
白菜キムチ … 100g
▶大きければ食べやすく切る
しょうゆ … 大さじ1/2
白すりごま … 大さじ1/2
ごま油 … 大さじ1/2

1 フライパンにごま油を強火で熱する。豚肉を加え、色が変わるまで炒める。
2 キムチを加えてさっと炒め、もやしを加え、1分ほど炒める。しょうゆを加えて炒め合わせ、仕上げに白すりごまを加えて混ぜる。

豆乳スープ

熱量 100kcal / 糖質 7.6g / 塩分 1.2g / 食物繊維 0.6g

[材料] 2人分

無調整豆乳(大豆固形分10%)… 2カップ
鶏ガラスープ(顆粒)… 小さじ1
しょうゆ … 小さじ1
塩 … 少々
黒酢 … 小さじ4
しょうがのすりおろし … 小さじ1
万能ねぎ … 1本(10g) ▶小口切り

1 鍋に豆乳、鶏ガラスープ、しょうゆ、塩を混ぜて中火にかけ、沸騰直前まで温める。
2 器に盛り、黒酢をかけ、万能ねぎ、しょうがをのせる。

POINT 豆乳のたんぱく質と酢で凝固反応が起こり、混ぜるとおぼろ豆腐のようにゆるく固まる。

ほうれん草とわかめのナムル

熱量 35kcal / 糖質 1.0g / 塩分 0.6g / 食物繊維 2.3g

[材料] 2人分

ほうれん草 … 1/2束(100g) ▶長さ5cmに切る
カットわかめ … 3g ▶水に5分つけて戻し、水気を絞る
A しょうゆ … 小さじ1
　ごま油 … 小さじ1
　にんにくのすりおろし … 少々

1 ほうれん草は熱湯で1分ほどやわらかくゆで、水にとって冷まし、水気を絞る。
2 ボウルにAを混ぜ、1とわかめを加えて和える。

もち麦ごはん(120g)

熱量 156kcal / 糖質 33.1g / 塩分 0g / 食物繊維 2.2g

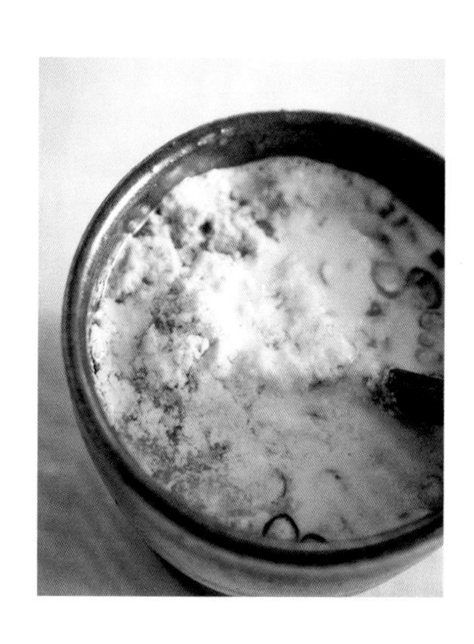

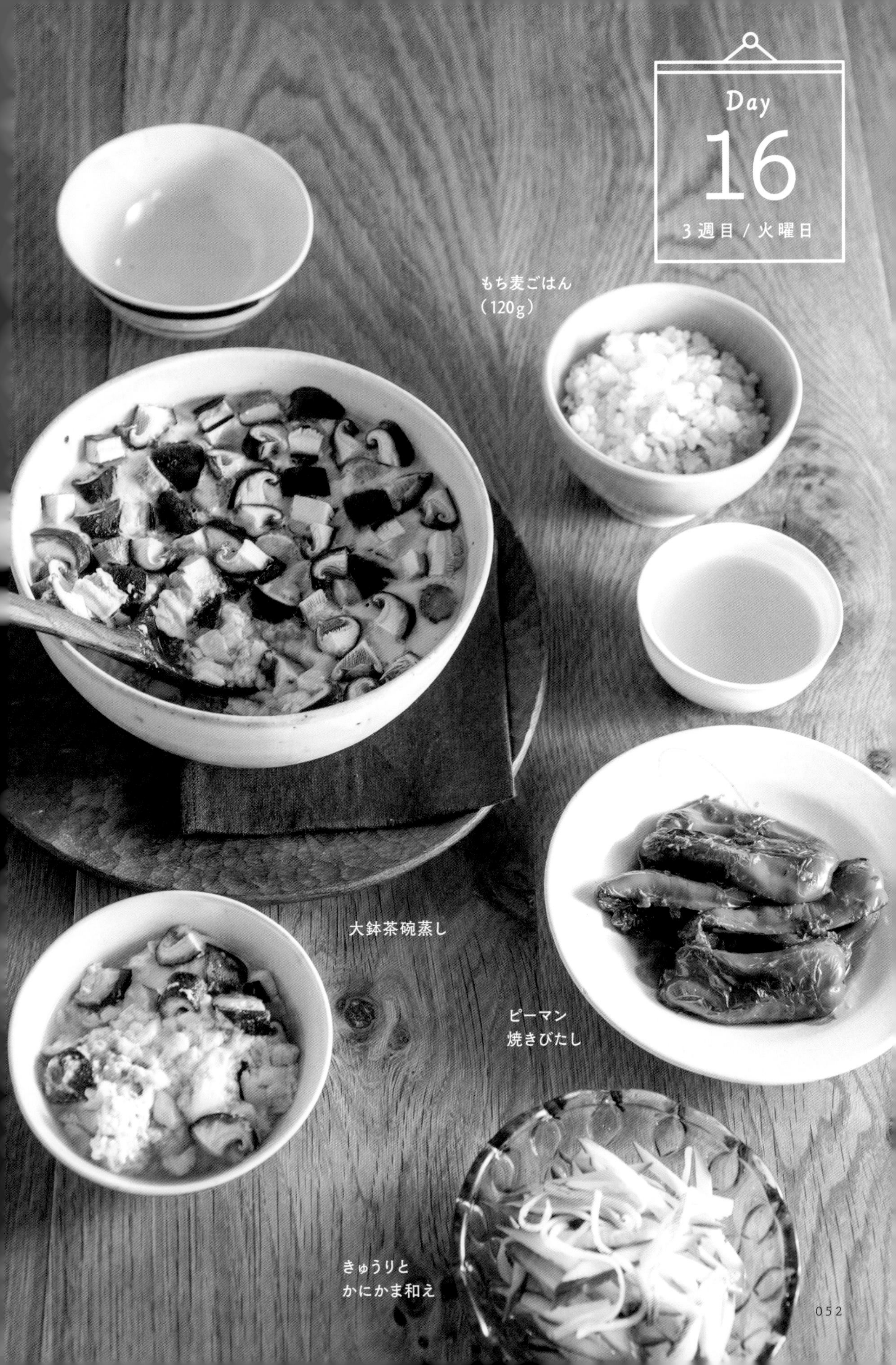

Day
16
3週目 / 火曜日

もち麦ごはん
（120g）

大鉢茶碗蒸し

ピーマン
焼きびたし

きゅうりと
かにかま和え

きのこどっさり茶碗蒸し定食

血糖値の上昇をゆるやかにする水溶性食物繊維を多く含んだしいたけをたっぷり加えた茶碗蒸しは、胃腸にもやさしい一品。鶏としいたけのうま味たっぷりのだしで、メインでありながら、汁ものの役割も。副菜２品でしっかり野菜を補充した献立です。

献立合計 1人分

熱量 449kcal
糖質 39.5g
塩分 3.4g
食物繊維 7.0g

大鉢茶碗蒸し

熱量 213kcal / 糖質 2.0g / 塩分 2.5g / 食物繊維 2.5g

［材料］ 直径18.5㎝×深さ8.5㎝の大鉢1個分

卵 …3個
塩 … 小さじ1/2
だし汁 …2カップ
鶏ひき肉 …100g
A しょうゆ … 小さじ1
　酒 … 小さじ1
生しいたけ … 6枚（100g）
▶石づきを除き、1.5㎝角に切る

1 ボウルに卵、塩を入れて溶きほぐし、だし汁を加えて混ぜる。

2 大鉢にひき肉を入れ、Aを加えて箸で混ぜる。しいたけを入れて1をざるでこして注ぎ、ラップをかける。

3 ぬらして固く絞った長めの布巾に2をのせ、蒸気の上がった蒸し器に入れ、ふたをしてふきんの端をふたの上で結んで留める。強火で3分、弱火にして20～25分蒸す。

POINT 器ごとふきんで包むと鍋から取り出しやすい。

小分けにして蒸してもOK!

作り方2で大鉢の代わりに耐熱容器（直径10㎝×深さ7㎝）2個に入れてラップをかけます。直径25㎝の鍋の底にふきんを敷いて並べたら、水を容器の高さ1/2くらいまで注いで強火にかけ、湯が沸いてきたら弱火にし、ふたをして20～25分蒸します。

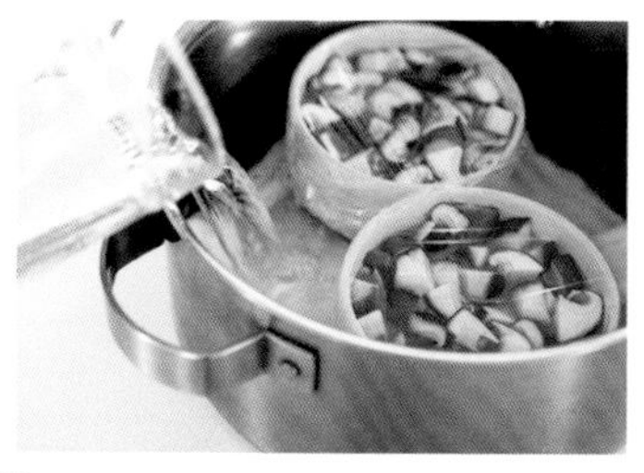

ピーマン焼きびたし

熱量 47kcal / 糖質 2.5g / 塩分 0.7g / 食物繊維 1.7g

［材料］ 2人分

ピーマン … 4個（150g） ▶縦半分に切り、種を除く
A 水 … 1/3カップ
　しょうゆ … 大さじ1/2
　削り節 … 1g
ごま油 … 大さじ1/2

1 フライパンにごま油を強めの中火で熱し、ピーマンを加えてさっと炒め、ふたをして中火にする。時々返しながら、5～6分こんがり焼き、ボウルに取り出す。

2 1のフライパンにAを入れ、強めの中火にかけて煮立てる。1のピーマンにかけ、粗熱を取る。

POINT 時々混ぜると、味がよくなじむ。

きゅうりとかにかま和え

熱量 33kcal / 糖質 1.9g / 塩分 0.2g / 食物繊維 0.6g

［材料］ 2人分

きゅうり … 1本（100g）
▶斜め3～4㎜幅に切ってから、縦細切り
かに風味かまぼこ … 2本（20g） ▶粗くほぐす
ごま油 … 小さじ1

1 ボウルに材料すべてを入れて和える。

もち麦ごはん（120g）

熱量 156kcal / 糖質 33.1g / 塩分 0g / 食物繊維 2.2g

Day
17
3週目 / 水曜日

レンジで本格エビチリ定食

高たんぱく＆低脂質のエビは糖尿病予備軍にとっては安心食材。
手のかかるエビチリも、下ごしらえをしたらあとはレンジで。
中華風サラダのもやしを先にレンジ加熱してから、エビチリを仕上げて。

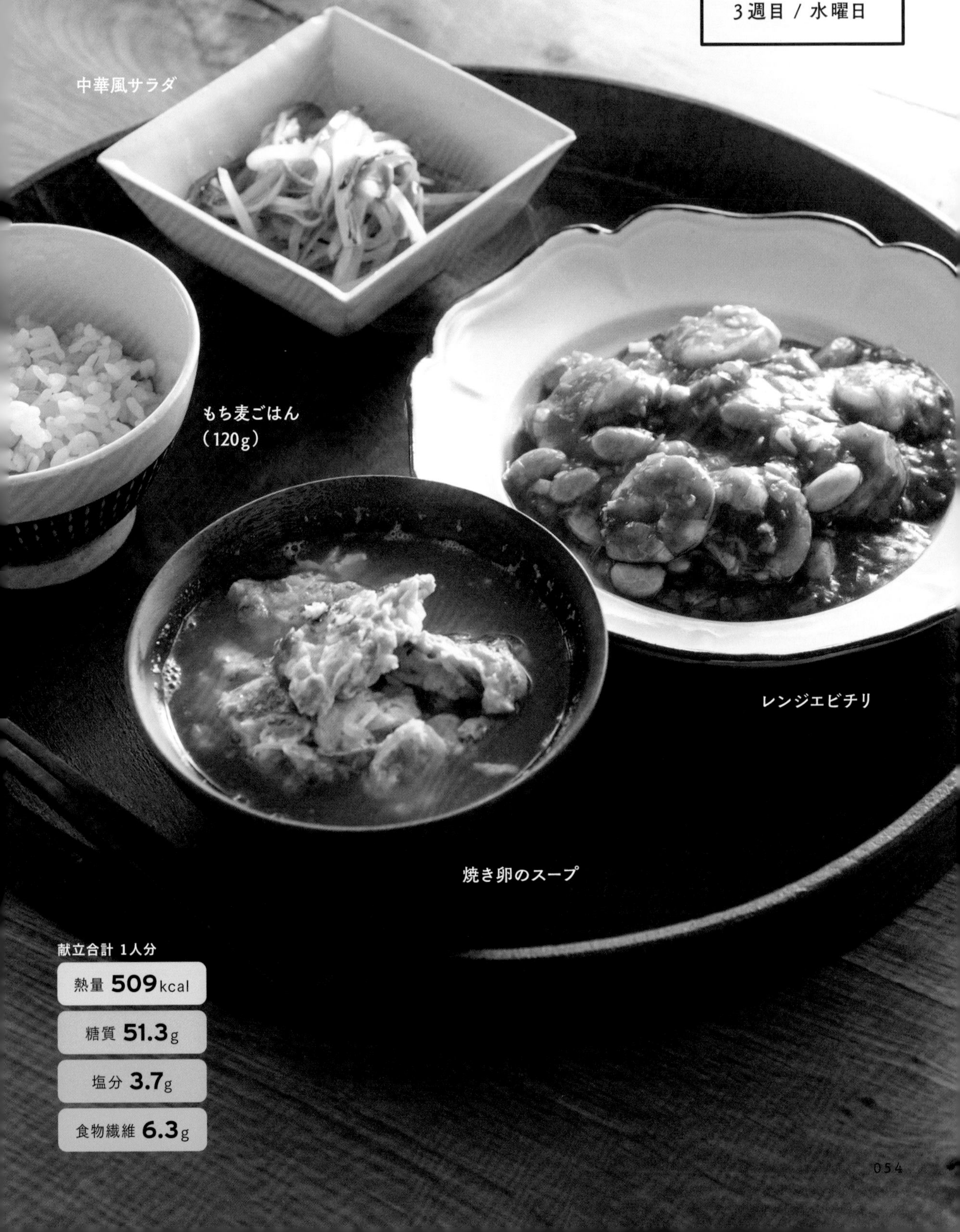

中華風サラダ

もち麦ごはん
（120g）

レンジエビチリ

焼き卵のスープ

献立合計 1人分

熱量 **509**kcal

糖質 **51.3**g

塩分 **3.7**g

食物繊維 **6.3**g

レンジエビチリ

熱量 188kcal / 糖質 12.7g / 塩分 1.6g / 食物繊維 2.2g

［材料］2人分

エビ … 14尾（200g） ▶洗って殻をむき背わたを取る
塩 … 少々
A 酒 … 大さじ1/2
片栗粉 … 大さじ1/2
ごま油 … 大さじ1/2
長ねぎ … 1/2本（50g） ▶みじん切り
にんにく … 1/2かけ（5g） ▶みじん切り
しょうが … 1/2かけ（7.5g） ▶みじん切り
冷凍枝豆 … 100g（正味50g）
▶流水解凍し、さやから出す
B 豆板醤 … 小さじ1/3
水 … 1/3カップ
鶏ガラスープ（顆粒）… 少々
トマトケチャップ … 大さじ2
しょうゆ … 小さじ1
酢 … 小さじ1
砂糖 … 小さじ2

1 耐熱ボウル（直径20㎝）にエビを入れ、Aを加えて混ぜ、室温に10分おく。長ねぎ、にんにく、しょうが、枝豆をのせ、混ぜたBを注ぐ。

POINT 材料を順番に重ねて入れ、電子レンジにかけるだけ。

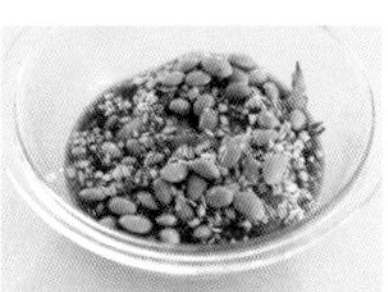

2 ふんわりとラップをかけ、600Wの電子レンジで7分加熱し、全体を混ぜる。

もち麦ごはん（120g）

熱量 156kcal / 糖質 33.1g / 塩分 0g / 食物繊維 2.2g

中華風サラダ

熱量 44kcal / 糖質 2.9g / 塩分 0.8g / 食物繊維 1.0g

［材料］2人分

もやし … 1/2袋（100g）
▶根切りタイプまたはひげ根を取る
ピーマン … 1個（30g） ▶せん切り
かに風味かまぼこ … 2本（20g） ▶粗くほぐす
A ポン酢しょうゆ … 大さじ1
ごま油 … 小さじ1
練りからし … 小さじ1/4

1 耐熱ボウルに（直径17㎝）にもやしを入れ、ふんわりとラップをかける。600Wの電子レンジで2分加熱し、取り出してざるに上げて粗熱を取る。

2 1のボウルをふいてAを混ぜ、材料を加えて和える。

焼き卵のスープ

熱量 121kcal / 糖質 2.6g / 塩分 1.3g / 食物繊維 0.9g

［材料］2人分

溶き卵 … 2個分
長ねぎ … 2/3本（70g） ▶薄い小口切り
A 水 … 1と1/2カップ
鶏ガラスープ（顆粒）… 小さじ1/2
塩 … 小さじ1/4
しょうゆ … 小さじ1/6
こしょう … 少々
ごま油 … 小さじ2

1 フライパンにごま油と長ねぎを入れ、強めの中火でしんなりするまで炒める。溶き卵を流し入れ、ふんわりと炒めて広げ、木べらでひと口大に切り、上下を返してもう片面も焼く。

2 火を止め、Aを順に加え、再び煮立て、あくを取る。

前もって仕込む、やわらかむね肉ソテー献立

Day 18
3週目 / 木曜日

むね肉を塩麹に8時間以上漬け込んでやわらかくし、バジルで風味づけ。
ミニトマトは加熱することでうま味が凝縮されます。
かぶはサブジ（スパイスの蒸し焼き）にしてたっぷりと添えて。

献立合計 1人分

熱量 **516**kcal
糖質 **49.2**g
塩分 **3.0**g
食物繊維 **9.8**g

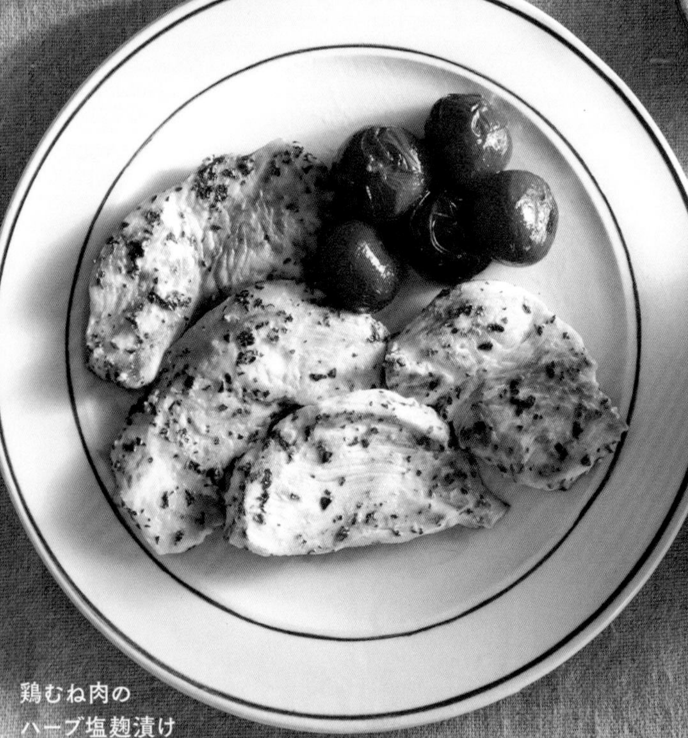

もち麦ごはん（120g）

おからマヨサラダ

かぶのサブジ

鶏むね肉のハーブ塩麹漬け

鶏むね肉のハーブ塩麹漬け

熱量 194kcal / 糖質 5.4g / 塩分 1.1g / 食物繊維 0.8g

[材料] 2人分

鶏むね肉(皮なし)…1枚(250g)
A 塩こうじ…15g
　ドライバジル…小さじ1
　オリーブ油…小さじ1
ミニトマト…10個(100g) ▶へたを取る
オリーブ油…小さじ1

1 鶏肉は厚さ1cmのそぎ切りにしてポリ袋に入れ、Aを加えてもみ、調味料をなじませる。空気を抜くように口を閉じ、冷蔵庫で8時間ほど漬ける。焼く20分前に室温におく。

2 フライパンにオリーブ油を強めの中火で熱する。ミニトマトを加えて1〜2分炒め、皮が少し弾けたら皿に盛る。

3 フライパンを火からおろし油をさっとふき、粗熱を取って鶏肉を並べる。中火にかけ、両面を3〜4分ほど焼いて火を通し、皿に盛る。

おからマヨサラダ

熱量 82kcal / 糖質 3.2g / 塩分 1.1g / 食物繊維 2.9g

[材料] 2人分

きゅうり…1本(100g) ▶薄い小口切り
塩…少々
A おから…40g
　マヨネーズ…大さじ1
　プレーンヨーグルト…大さじ2
　塩・こしょう…各少々
かに風味かまぼこ…2本(20g) ▶粗くほぐす

1 きゅうりに分量外の塩少々をまぶし、10分おいて水気を絞る。

2 ボウルにAを混ぜ、1、かにかまを加え和える。

かぶのサブジ

熱量 84kcal / 糖質 7.5g / 塩分 0.8g / 食物繊維 3.9g

[材料] 2人分

かぶ…3個(400g)
▶葉は3cm長さ、実は皮ごと4等分に切る
にんにく…1かけ ▶つぶして芽を取る
A 塩…小さじ1/4
　こしょう…少々
　カレー粉…小さじ1/3
オリーブ油…小さじ2

1 フライパンにオリーブ油を強めの中火で熱する。にんにく、かぶの実と葉を加えてさっと炒める。

2 Aをふり入れ、なじむまで炒めたら、水大さじ2(分量外)を加え、ふたをして弱火で7〜8分、時々混ぜて蒸し焼きにする。

3 ふたを取り、水分があれば火を強めて炒めて飛ばす。

もち麦ごはん(120g)

熱量 156kcal / 糖質 33.1g / 塩分 0g / 食物繊維 2.2g

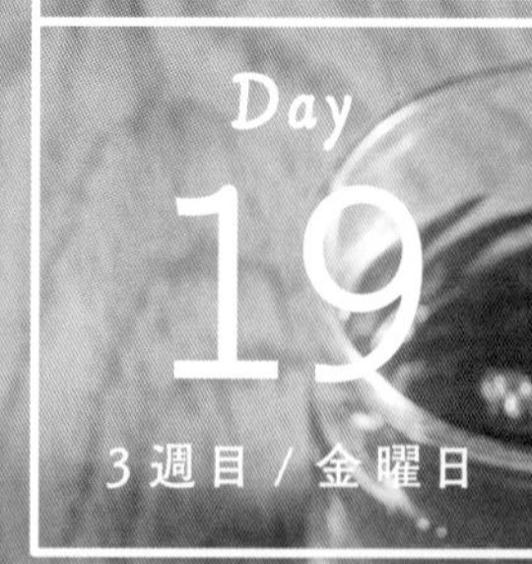

レンジ卯の花

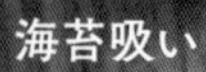

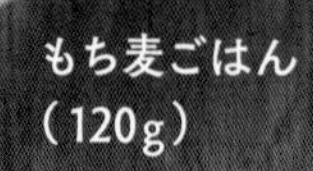

ブリの
粗挽き
黒こしょう焼き

フライパンで！ スパイシーブリ焼き定食

献立合計 1人分

熱量 494kcal
糖質 46.8g
塩分 2.5g
食物繊維 10.3g

ブリには粗挽き黒こしょうをたっぷりまぶし、塩分が少なめでも満足感のある味付けに。「少し多いかな？」というくらいふるのがおすすめです。定番おかずのおからの煮ものはレンジ調理でさらに時短＆簡単に。甘じょっぱい味がクセになります。食物繊維も満点ですよ。

ブリの粗挽き黒こしょう焼き

熱量 234kcal / 糖質 5.2g / 塩分 0.9g / 食物繊維 2.5g

［材料］2人分

ブリ … 2切れ（160g）
塩 … 小さじ1/4
粗挽き黒こしょう … 大さじ1/2
かぶ … 2個（300g）
▶葉は切り落とし4cm長さに切る。実は皮ごと6等分くし切り
サラダ油 … 大さじ1/2
好みでレモン（くし切り）… 2切れ

1. フライパンにサラダ油を強めの中火で熱する。かぶを広げて入れ、さっと炒めてふたをし、弱火で8分ほど時々混ぜながら炒める。火が通ったら、器に盛る。
2. ブリは水気をふき、焼く直前に両面に塩、粗挽き黒こしょうをふる。
3. 1のフライパンに並べ、中火で3分ほどこんがり焼いて返し、弱火で4～5分焼く。器にブリを盛り、好みでレモンを添える。

もち麦ごはん（120g）

熱量 156kcal / 糖質 33.1g / 塩分 0g / 食物繊維 2.2g

レンジ卯の花

熱量 89kcal / 糖質 7.5g / 塩分 0.8g / 食物繊維 4.3g

［材料］2人分

おから … 50g
長ねぎ … 1/2本（50g）
▶薄い小口切り
しめじ … 1/3パック（50g）
▶石づきを除き、小房に分ける
ツナ缶（水煮）… 1/2缶（35g）
A
水 … 1/2カップ
砂糖 … 大さじ1/2
しょうゆ … 大さじ1/2
サラダ油 … 小さじ1

1. 耐熱ボウル（直径17cm）にAを混ぜ、残りの材料を上から順番に加え（ツナは汁ごと）、全体がなじむまで混ぜる。
2. ふんわりとラップをかけ、600Wの電子レンジで5分加熱する。取り出して混ぜ、再びふんわりとラップをかけて3分加熱する。

海苔吸い

熱量 15kcal / 糖質 1.0g / 塩分 0.8g / 食物繊維 1.3g

［材料］2人分

焼き海苔 … 2枚
A
だし汁 … 1と1/2カップ
塩 … 小さじ1/6
しょうゆ … 小さじ1/6
万能ねぎ … 2本（20g） ▶小口切り

1. 鍋に海苔をちぎって入れ、Aを加えて混ぜる。強めの中火にかけひと煮立ちさせ、混ぜて海苔を溶かす。
2. 椀に盛り、万能ねぎをふる。

Day
20
3週目／土曜日

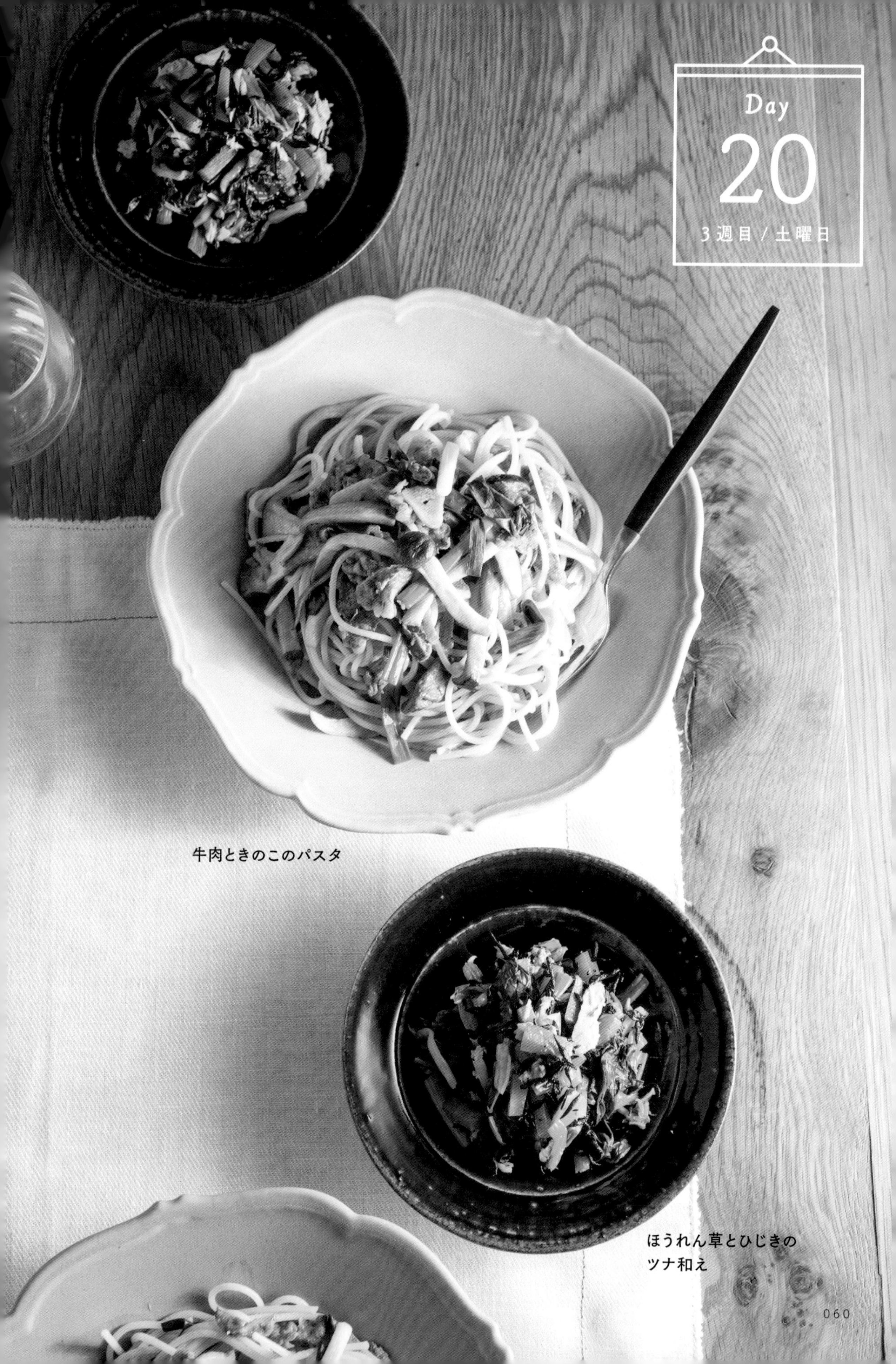

牛肉ときのこのパスタ

ほうれん草とひじきの
ツナ和え

牛肉ときのこのパスタセット

献立合計 1人分

熱量 505kcal
糖質 53.9g
塩分 1.9g
食物繊維 10.4g

パスタは意外にもGI値が低く、麺類の中では血糖値の上昇がゆるやか。
比較的「太りにくい」食品といわれています。
1人70gにする代わりに、きのこをたっぷり加えてボリュームアップ。
一口目は「ほうれん草とひじきのツナ和え」からどうぞ。

牛肉ときのこのパスタ

熱量 476kcal / 糖質 52.7g / 塩分 1.5g / 食物繊維 7.9g

［材料］2人分

パスタ（1.6㎜、9分ゆでのもの）… 140g
にんにく … 1かけ ▶薄切り、芽を除く
牛こま切れ肉 … 100g
しめじ … 2/3パック（100g） ▶小房に分ける
エリンギ … 1パック（100g） ▶縦半分、縦細切り
A 酒 … 大さじ1
しょうゆ … 大さじ1/2
こしょう … 少々
バター … 大さじ1（12g）
万能ねぎ … 1/2袋（50g） ▶5㎝長さに切る
サラダ油 … 大さじ1/2

1 熱湯1.5ℓに塩大さじ1（分量外）を入れ、パスタを袋の表示より1分短くゆでる。ゆで汁大さじ1を取っておく。
2 フライパンにサラダ油、にんにくを入れ、強めの中火でさっと炒める。しめじ、エリンギを広げて入れ、時々へらで押さえながら水分が出て、ところどころこんがりするまで3～4分炒める。牛肉を加えて炒め、ほぼ色が変わったら**A**を加えて炒める。
3 **2**に湯を切ったパスタ、ゆで汁大さじ1、バター、万能ねぎを加えて炒め合わせる。

ほうれん草とひじきのツナ和え

熱量 29kcal / 糖質 1.2g / 塩分 0.4g / 食物繊維 2.5g

［材料］2人分

ほうれん草 … 1/2束（100g） ▶2㎝長さに切る
芽ひじき … 3g
にんじん … 2㎝分（25g） ▶細切り
しょうゆ … 小さじ2/3
ツナ缶（水煮）… 1/2缶（35g）

1 芽ひじきはたっぷりの水に10分つけて戻す。ざるに上げてさっと洗い、水気をきる。フライパンに入れ、中火で1～2分空炒りして水分を飛ばす。
2 鍋にたっぷりの湯を沸かしてにんじんを入れ、やわらかくなるまで1～2分ゆで、網などですくって取り出す。同じ湯でほうれん草を1分ゆで、流水で洗って冷ます。
3 ボウルにひじき、にんじん、水気を絞ったほうれん草を入れてしょうゆ、汁ごとツナを加えて和える。

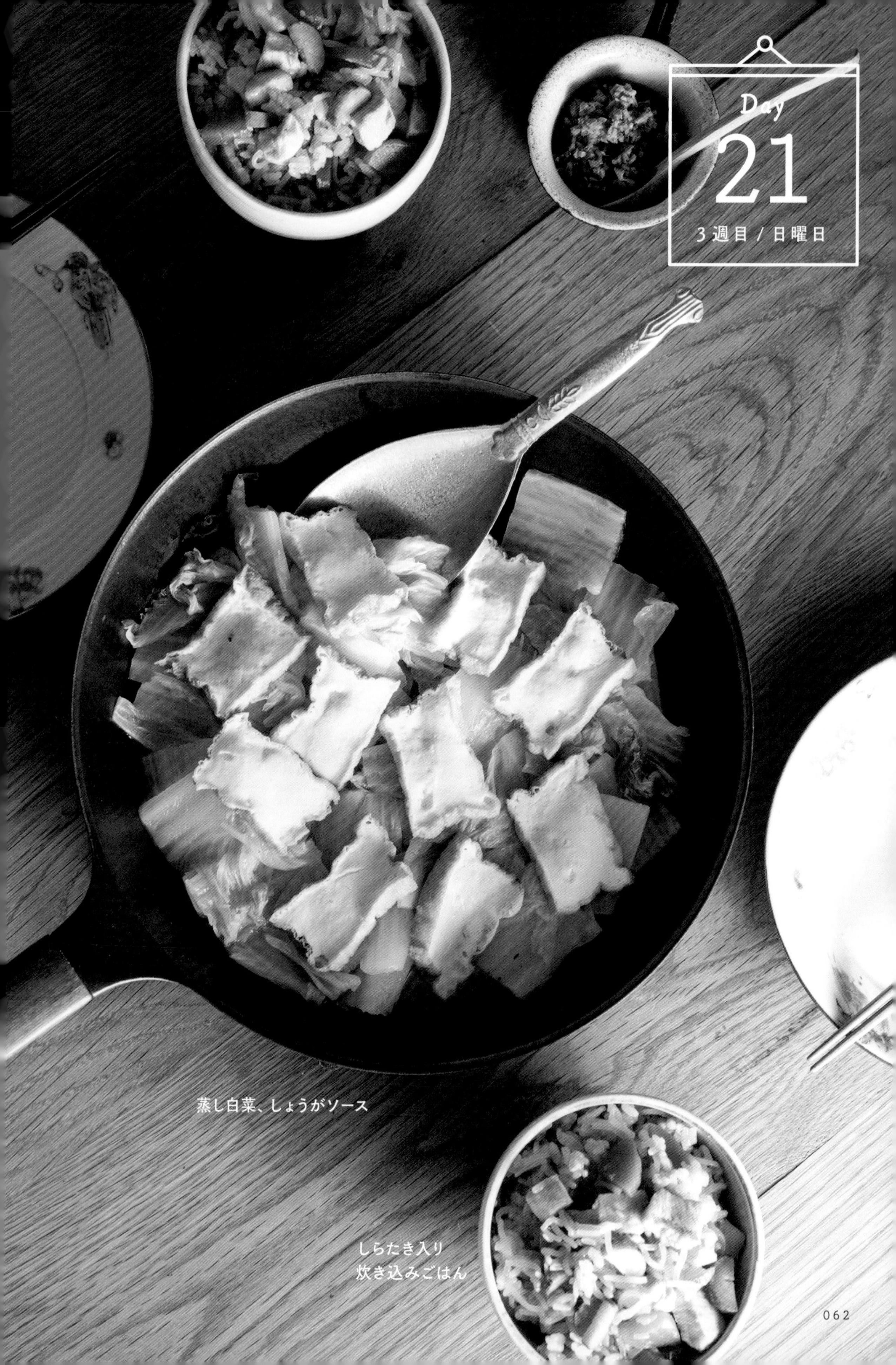

蒸し白菜、しょうがソース

しらたき入り
炊き込みごはん

かさましで安心&おいしい炊き込みごはん定食

献立合計 1人分

熱量 393kcal
糖質 59.7g
塩分 3.3g
食物繊維 7.8g

炊き込みごはんは、炭水化物ですが具材入りなので食べ過ぎなければ、
白米よりも血糖の上昇はゆるやかといわれています。
刻んだしらたきはカロリーオフだけでなく、食感のポイントにも。
たっぷりの温白菜や厚揚げと一緒によく噛んでお召し上がりください。

しらたき入り炊き込みごはん

熱量 318kcal / 糖質 54.0g / 塩分 2.0g / 食物繊維 4.9g

［材料］2人分

米 … 2/3合（120g） ▶洗って30分ざるに上げる
鶏むね肉（皮なし）… 1/2枚（100g） ▶1.5㎝角切り
しょうゆ … 小さじ1
酒 … 小さじ1
しらたき … 1袋（180g）
A
- だし汁 … 3/4カップ
- しょうゆ … 小さじ2
- 塩 … 小さじ1/6
- 酒 … 大さじ1
- 砂糖 … 大さじ1/2

ごぼう … 1/3本（50g）
▶5㎜幅半月に切り、さっと水にさらす
にんじん … 4㎝分（50g） ▶5㎜幅いちょう切り

1 鶏肉にしょうゆと酒をもみ、10分おく。しらたきはかぶる程度の水と一緒に鍋で煮立てざるに上げ、粗熱を取ってから粗みじん切りにする。

2 炊飯釜に米を入れ、Aを加えて混ぜる。しらたき、水気をきったごぼう、にんじん、鶏肉を汁ごと順にのせて炊く。

蒸し白菜、しょうがソース

熱量 75kcal / 糖質 5.7g / 塩分 1.3g / 食物繊維 2.9g

［材料］2人分

白菜 … 小1/4株（400g） ▶ひと口大に切る
酒 … 大さじ2
厚揚げ … 1/2枚（100g）
▶キッチンペーパーで油を抑え、5㎜厚さに切る

●しょうがしょうゆソース

しょうが … 2かけ（30g） ▶みじん切り
しょうゆ … 大さじ1
ごま油 … 大さじ1/2

1 しょうがしょうゆソースを作る。しょうが、しょうゆ、ごま油は混ぜ合わせる。

2 フライパンに白菜を広げ、酒を回し入れる。ふたをして強火にかけてひと煮立ちさせ、ごく弱火にし、水分が上がるまで15分蒸し煮する（途中一度、ざっと混ぜる）。

3 全体を混ぜてふたをし、弱火にして10分蒸す。厚揚げをのせ、さらにふたをして2〜3分蒸す。

4 器によそい、たれをかける。

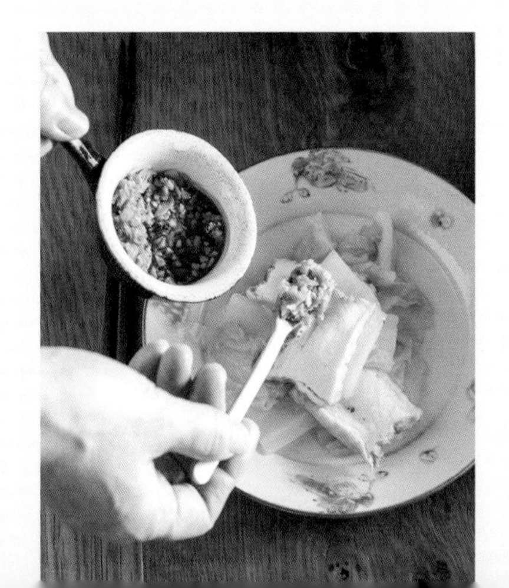

豚肉とカリフラワー、ひじきのピリ辛炒め定食

Day 22
4週目／月曜日

野菜の中でも栄養価の高いカリフラワーと食物繊維たっぷりのひじきを組み合わせた炒めものが主役の献立です。
さつまいもは糖質は高めですが、食物繊維量は豊富。
全体のバランスを見ながら、適度に取り入れます。

献立合計 1人分

熱量 **506**kcal
糖質 **54.6**g
塩分 **3.5**g
食物繊維 **9.8**g

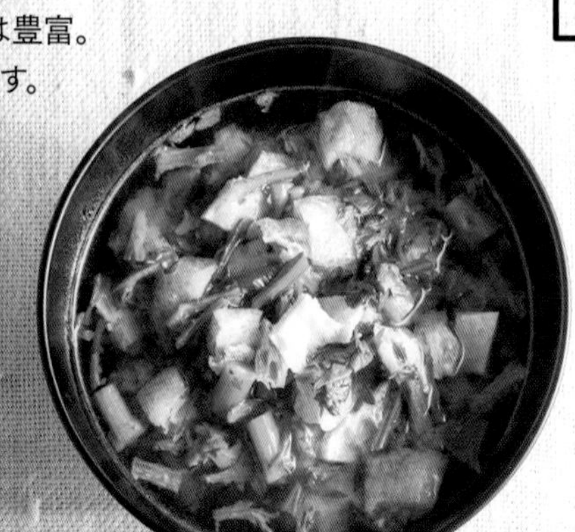

春菊と油揚げの味噌汁

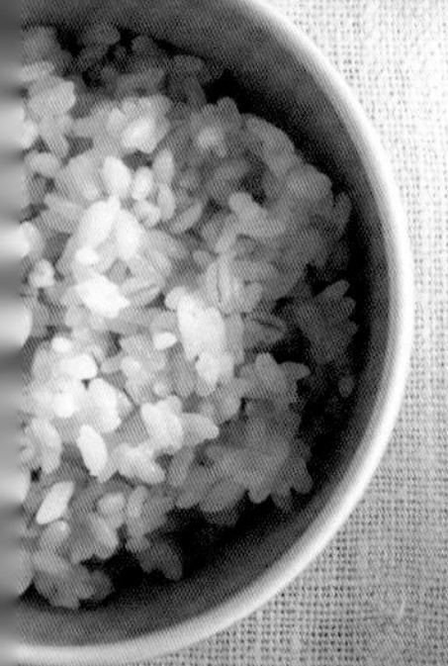

もち麦ごはん（120g）

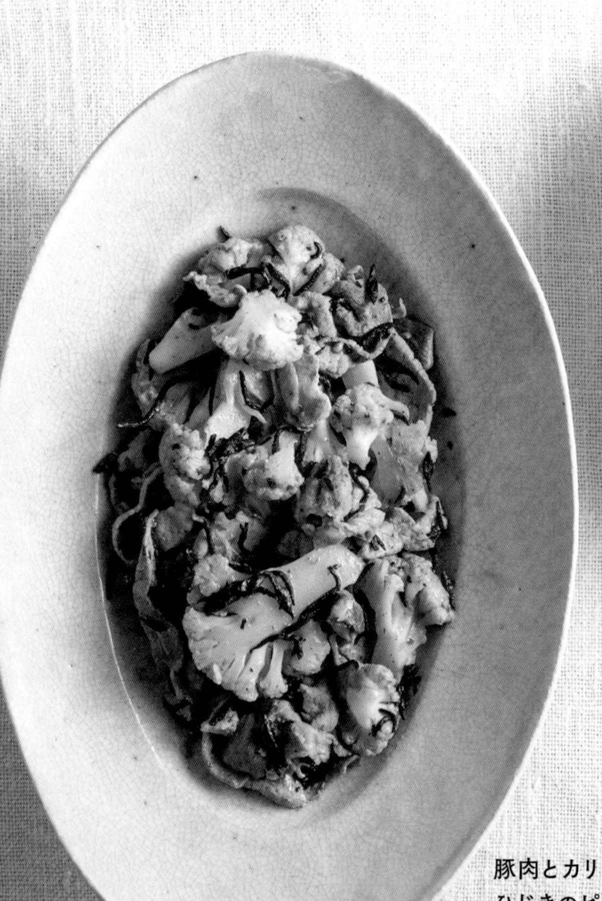

さつまいもといんげんのごま和え

豚肉とカリフラワー、ひじきのピリ辛炒め

豚肉とカリフラワー、ひじきのピリ辛炒め

熱量 212kcal / 糖質 4.9g / 塩分 1.7g / 食物繊維 4.3g

［材料］ 2人分

豚こま切れ肉 … 120g
芽ひじき（乾燥）… 5g
カリフラワー … 1/2株（200g）
▶小房に分け、縦1cm幅に切る。茎は厚めに皮をむき、1cm幅に切る
豆板醤 … 小さじ1/2
A しょうゆ … 大さじ1
　酒 … 大さじ1
　砂糖 … 小さじ1/2
　片栗粉 … 小さじ1/3
ごま油 … 大さじ1/2

1 芽ひじきはたっぷりの水に10分つけて戻し、洗ってざるに上げる。ボウルに**A**を混ぜる。
2 フライパンにごま油を強めの中火で熱し、豚肉を加えて半分くらい色が変わるまで炒める。カリフラワー、豆板醤を加え、全体に油がまわるまで炒めたら、水大さじ2（分量外）を加える。
3 ふたをして中火で4〜5分、時々混ぜながら炒める。ひじき、混ぜ直した**A**を加え、強火にして炒め合わせる。

もち麦ごはん（120g）

熱量 156kcal / 糖質 33.1g / 塩分 0g / 食物繊維 2.2g

春菊と油揚げの味噌汁

熱量 64kcal / 糖質 2.0g / 塩分 1.3g / 食物繊維 1.4g

［材料］ 2人分

油揚げ … 1枚（30g）
▶熱湯をかけて油抜きをし、1cm四方に切る
春菊 … 1/3袋（50g） ▶1cm長さに切る
だし汁 … 1と1/2カップ
味噌 … 大さじ1

1 鍋にだし汁と油揚げを入れ、強めの中火でひと煮立ちさせる。
2 火を弱めて味噌を溶き、春菊を加えさっと煮る。

さつまいもといんげんのごま和え

熱量 74kcal / 糖質 14.6g / 塩分 0.5g / 食物繊維 1.9g

［材料］ 2人分

さつまいも … 1/4本（80g） ▶1cm幅の輪切り
いんげん … 50g ▶3等分に切る
A 砂糖 … 小さじ1
　しょうゆ … 小さじ1
白すりごま … 大さじ1/2

1 鍋にさつまいもを入れ、かぶるくらいの水を注ぎ、強火にかける。ひと煮立ちしたら中火にし、やわらかくなるまで4〜5分ゆでる。いんげんを加えて2〜3分ゆで、ざるに上げる。
2 ボウルに**A**を混ぜ、**1**を加えて混ぜ、白すりごまを和える。

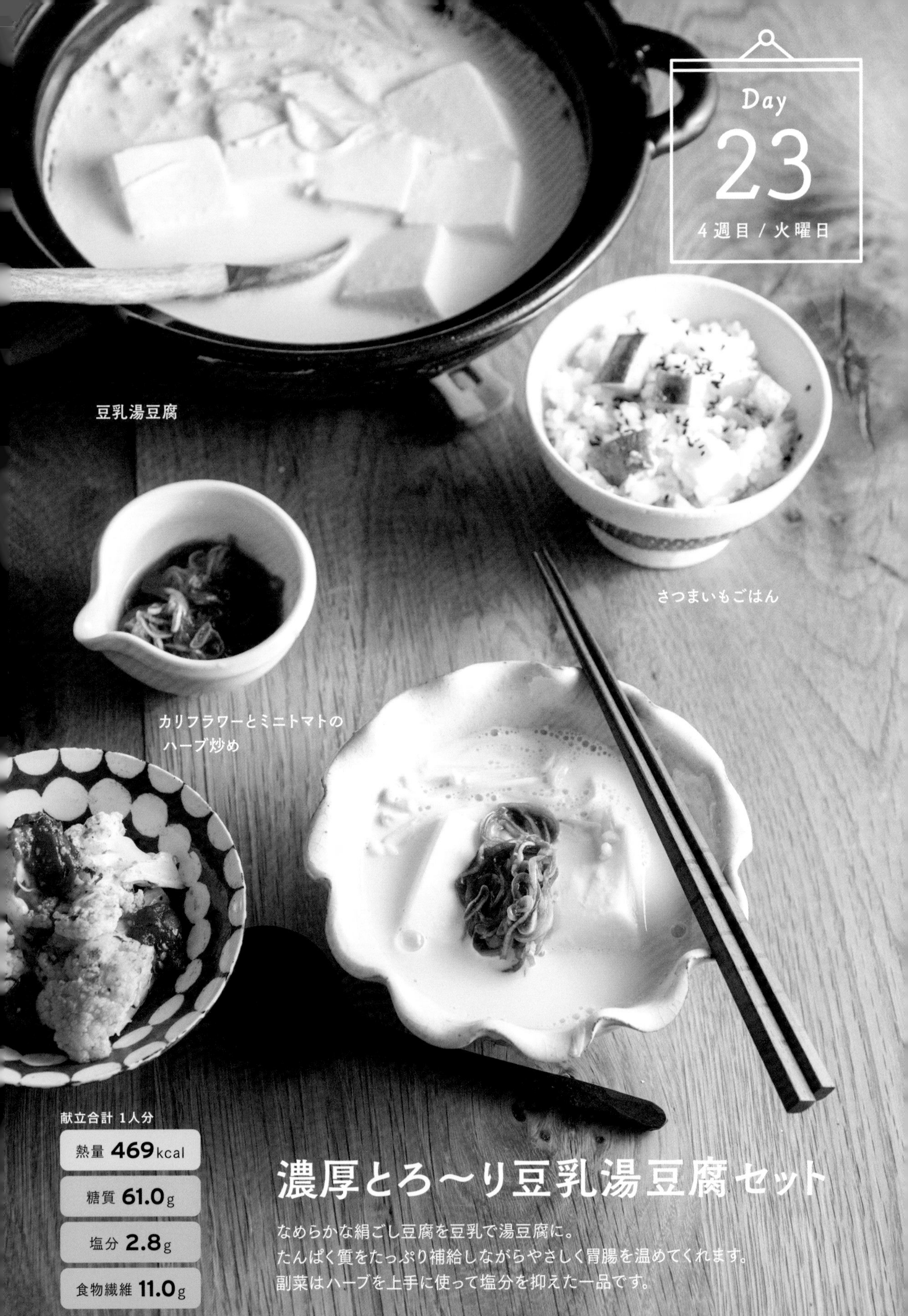

Day 23
4週目 / 火曜日

豆乳湯豆腐

さつまいもごはん

カリフラワーとミニトマトのハーブ炒め

献立合計 1人分

熱量 469kcal
糖質 61.0g
塩分 2.8g
食物繊維 11.0g

濃厚とろ〜り豆乳湯豆腐セット

なめらかな絹ごし豆腐を豆乳で湯豆腐に。
たんぱく質をたっぷり補給しながらやさしく胃腸を温めてくれます。
副菜はハーブを上手に使って塩分を抑えた一品です。

豆乳湯豆腐

熱量 185kcal / 糖質 8.6g / 塩分 1.6g / 食物繊維 4.3g

［材料］2人分

絹ごし豆腐 … 大1丁（400g）
▶6〜8等分に切る
えのきだけ … 1/2袋（100g）
▶石づきを除き、ほぐす
A ｜ 無調整豆乳（大豆固形分10%）… 1と1/4カップ
　｜ 水 … 1/2カップ
　｜ 鶏ガラスープ（顆粒）… 小さじ2/3
長ねぎ … 1/4本（25g） ▶薄い小口切り
しょうゆ … 大さじ1

1 ボウルに長ねぎとしょうゆを混ぜ、長ねぎがしんなりするまでおく。

2 土鍋（または鍋）に**A**を混ぜて豆腐を入れ、すき間にえのきを入れる。強めの中火にかけて沸騰直前まで温め、ふたをしてごく弱火で5〜6分、豆腐が温まるまで煮る。汁ごと器にとり、**1**を適量かけて食べる。

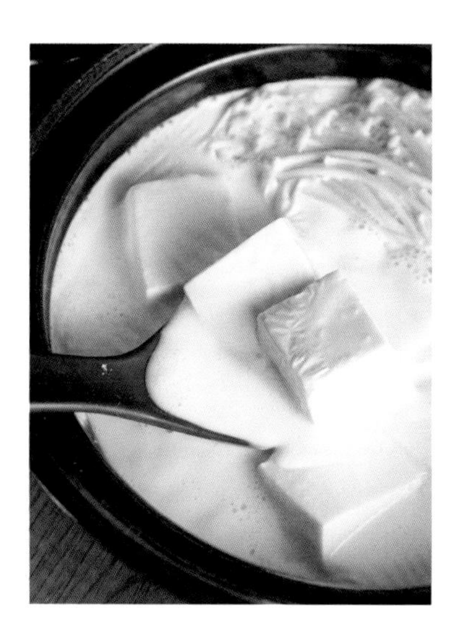

カリフラワーとミニトマトのハーブ炒め

熱量 61kcal / 糖質 4.6g / 塩分 0.3g / 食物繊維 3.3g

［材料］2人分

ミニトマト … 6個（60g）
カリフラワー … 1/2株（200g） ▶小房に分ける
塩 … ふたつまみ
こしょう … 少々
ドライバジル … 小さじ1/3
A ｜ 酒 … 大さじ1/2
　｜ 水 … 大さじ1と1/2
オリーブ油 … 小さじ1

1 フライパンにオリーブ油を強めの中火で熱し、カリフラワーを加え、油がまわるまで炒める。

2 ミニトマト、塩、こしょう、ハーブを加えてさっと炒め、**A**を加えてふたをして弱火で7〜8分、時々混ぜながら炒める。

さつまいもごはん

熱量 223kcal / 糖質 47.8g / 塩分 0.9g / 食物繊維 3.4g

［材料］2人分

さつまいも … 1/4本（70g）
米 … 1/3合（60㎖）
もち麦 … 50g
水 … 1カップ
A ｜ 酒 … 大さじ1/2
　｜ 塩 … 小さじ1/4
昆布 … 3㎝角
黒いりごま（または白いりごま）… ふたつまみ

1 米ともち麦は洗ってざるに上げ、炊飯釜に入れる。水を注いで昆布をのせ、30分浸水させる。

2 さつまいもは皮ごと1.5㎝角に切り、水につける。

3 **1**に**A**を混ぜ、水気をきったさつまいもをのせ、炊く。昆布を取り出して混ぜ、茶碗に盛り、黒ごまをふる。

Day

24

4週目 / 水曜日

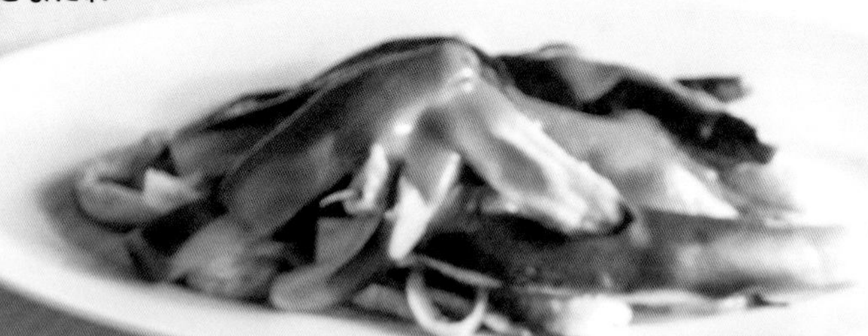
蒸しなすのごまだれ

カリッと揚げない油淋鶏定食

油淋鶏は揚げずに、カリッと焼くだけでも
十分おいしく&カロリーオフに。
少量の粉をまぶしたあと、こんがり焼いて。
ごま油を使うのも香りが増しておいしいポイントです。
副菜2品も中華風の味付けにして、おうち中華な献立に。

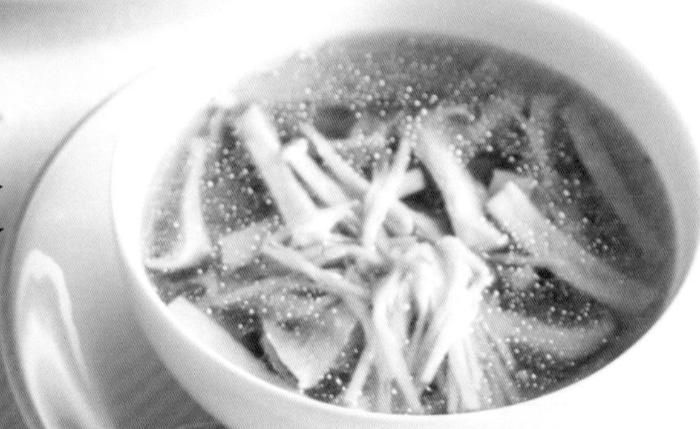
きのこの
オイスタースープ

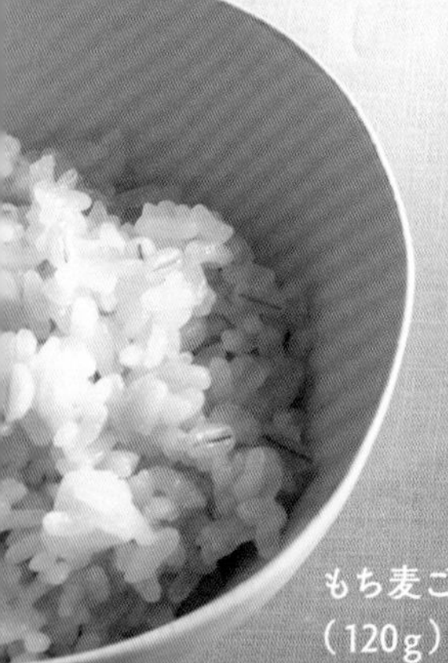
もち麦ごはん
（120g）

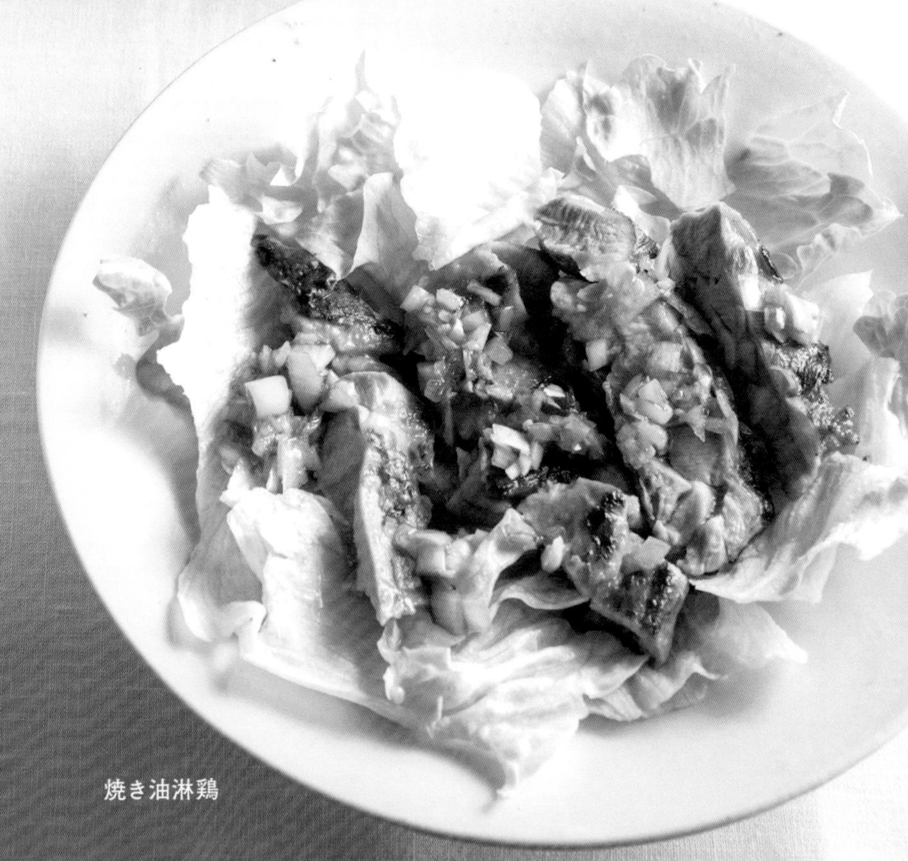
焼き油淋鶏

献立合計 1人分

熱量 **523**kcal

糖質 **47.5**g

塩分 **3.0**g

食物繊維 **8.5**g

焼き油淋鶏

熱量 256kcal / 糖質 5.9g / 塩分 1.1g / 食物繊維 0.7g

［材料］2人分

鶏もも肉（皮なし）…1枚（200g）
▶厚みを開き、筋、脂肪を取る
しょうゆ … 小さじ1/2
小麦粉 … 大さじ1/2
A 長ねぎ … 5cm（20g） ▶粗いみじん切り
しょうが … 小1/2かけ（5g） ▶みじん切り
しょうゆ … 大さじ1/2
酢 … 大さじ1/2
砂糖 … 大さじ1/2
赤唐辛子 … 2cm ▶種を除いて輪切り
ごま油 … 小さじ1/2
レタス … 大1/4個（70g） ▶ひと口大にちぎる
ごま油 … 大さじ1/2

1 ボウルにしょうゆ小さじ1/2を入れ、鶏肉を加えてもみこむ。室温に15分おき、小麦粉をもみ込む。別のボウルにAを混ぜる。
2 フライパンにごま油を入れ、鶏肉を皮がついていた面を下にして並べ、中火にかけて4〜5分こんがりと焼く。上下を返してさらに3分ほど焼き、取り出して食べやすく切る。
3 器にレタスを敷き、2をのせてAをかける。

もち麦ごはん（120g）

熱量 156kcal / 糖質 33.1g / 塩分 0g / 食物繊維 2.2g

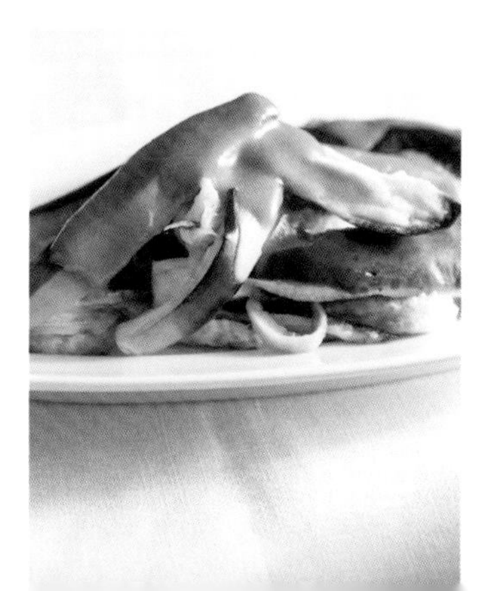

きのこのオイスタースープ

熱量 49kcal / 糖質 3.2g / 塩分 1.0g / 食物繊維 2.8g

［材料］2人分

A 水 … 1と1/2カップ
オイスターソース … 小さじ1
しょうゆ … 小さじ1
塩・こしょう … 各少々
ごま油 … 小さじ1
エリンギ … 1パック（100g）
▶長さを半分にして縦5mm幅に切り、5mm幅の細切り
えのきだけ … 1/4袋（50g）
▶石づきを除き、長さを半分に切ってほぐす
しょうが … 小1かけ（10g） ▶せん切り

1 鍋にAとしょうがを入れて強めの中火にかける。
2 煮立ったらエリンギとえのきを加えて中火で1分ほど煮て、ごま油を回し入れる。

蒸しなすのごまだれ

熱量 62kcal / 糖質 5.3g / 塩分 0.9g / 食物繊維 2.8g

［材料］2人分

なす … 2〜3本（200g）
A 白練りごま … 小さじ2
砂糖 … 小さじ1
しょうゆ … 小さじ2
酢 … 小さじ1

1 なすは皮むき器で3か所をしま目にむき、へたを切って水にさっとくぐらせる。耐熱皿（直径19cm）にのせ、ふんわりとラップをかける。600Wの電子レンジで4分加熱する。取り出してラップをはずし、粗熱を取る。
2 食べやすく裂いて器に盛り、混ぜたAをかける。

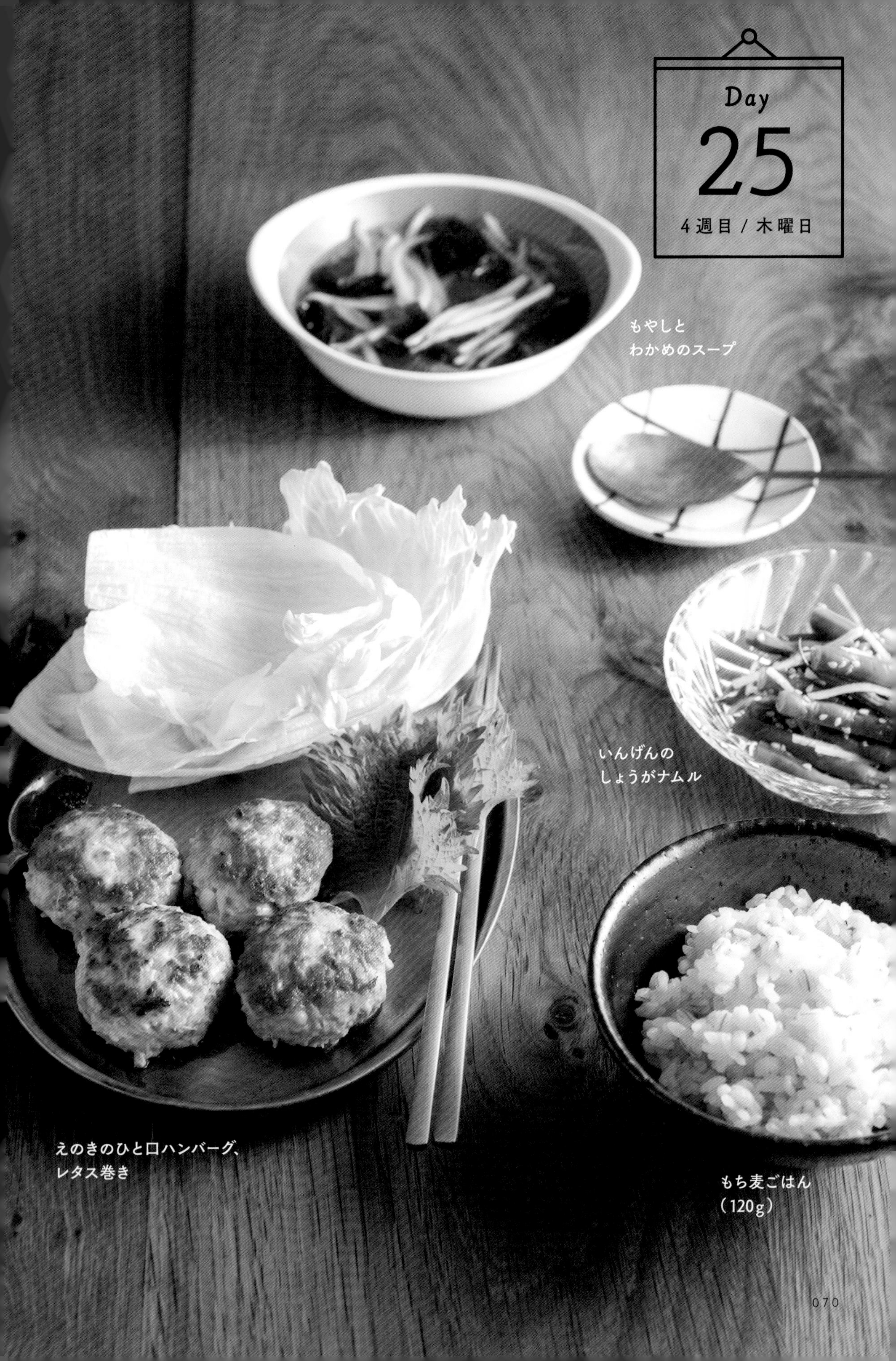

Day
25
4週目 / 木曜日

もやしと
わかめのスープ

いんげんの
しょうがナムル

えのきのひと口ハンバーグ、
レタス巻き

もち麦ごはん
（120g）

えのきたっぷり！葉野菜で食べるミニバーグ献立

献立合計 1人分

熱量 465kcal

糖質 43.9g

塩分 2.3g

食物繊維 9.5g

鶏ひき肉を使用することで脂質を抑えたひと口ハンバーグには、
えのきだけがたっぷり入っているので食感もよく、しっとり。
レタスで巻くので罪悪感も少なく、よく噛んで食べられるのもポイント！

えのきのひと口ハンバーグ、レタス巻き

熱量 234kcal / 糖質 7.7g / 塩分 1.1g / 食物繊維 4.9g

［材料］2人分

鶏ひき肉 …150g
えのきだけ …1パック（200g）
▶石づきを除き、1cm幅に切る
A 卵 …1/2個（27g）
　パン粉 …1/4カップ
　塩 … 小さじ1/4
　こしょう … 少々
サラダ油 … 大さじ1/2
水 … 大さじ2
レタス … 大1/3個（90g）　▶2〜4等分に切る
青じそ …8枚
好みで豆板醬 … 少々

1 ボウルにひき肉、えのき、Aを入れ、粘りが出るまで練る。8等分して空気を抜き、丸く平らに形を整える。

POINT えのきは1パック丸ごと細かく切って加えてかさ増し。プチプチとした食感が楽しめます。

2 フライパンにサラダ油を強めの中火で熱する。1を並べ、1〜2分こんがり焼く。上下を返してさっと焼き、水を加えてふたをしてごく弱火で8分ほど蒸し焼きにする。

3 皿に葉野菜といっしょに盛る。

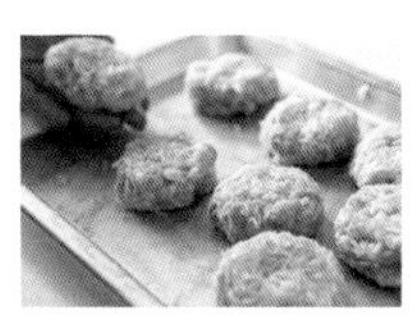

POINT レタスに青じそ、ハンバーグをのせ、好みで豆板醬をのせて巻いて食べる。

もち麦ごはん（120g）

熱量 156kcal / 糖質 33.1g / 塩分 0g / 食物繊維 2.2g

いんげんのしょうがナムル

熱量 54kcal / 糖質 1.6g / 塩分 0.2g / 食物繊維 1.4g

［材料］2人分

いんげん …100g　▶2〜3等分に切る
しょうが …1/2かけ（7.5g）　▶せん切り
A 塩 … ひとつまみ
　ごま油 … 小さじ2
　白いりごま … 小さじ1

1 耐熱ボウル（直径17cm）にいんげんを入れ、ふんわりとラップをかける。600Wの電子レンジで2分加熱し、取り出して粗熱を取る。

2 ペーパータオルで1の水気をふき、A、しょうがを加えて和える。

もやしとわかめのスープ

熱量 21kcal / 糖質 1.5g / 塩分 1.0g / 食物繊維 1.0g

［材料］2人分

カットわかめ …2g
もやし …1/2袋（100g）
A だし汁 …2カップ
　しょうゆ … 小さじ1/4
　塩 … 小さじ1/6
　こしょう … 少々
ごま油 … 小さじ1/3

1 鍋にAを入れ、強めの中火にかけてひと煮立ちさせる。もやしを加えさっと煮て、仕上げにごま油を加える。

2 器にカットわかめを等分して入れ、1を注ぐ。

野菜もしっかり食べられる、焼きサバのあんかけ定食

Day
26
4週目 / 金曜日

サバはしょうゆとしょうがでくさみをとり、
風味をアップ。片栗粉はポリ袋に
入れることで、まぶし過ぎを防止できます。
にんじんともやし入りのあんかけは、野菜がたっぷり。
生の春菊サラダ、さつまいもレモン煮を
組み合わせた、彩りもきれいな献立です。

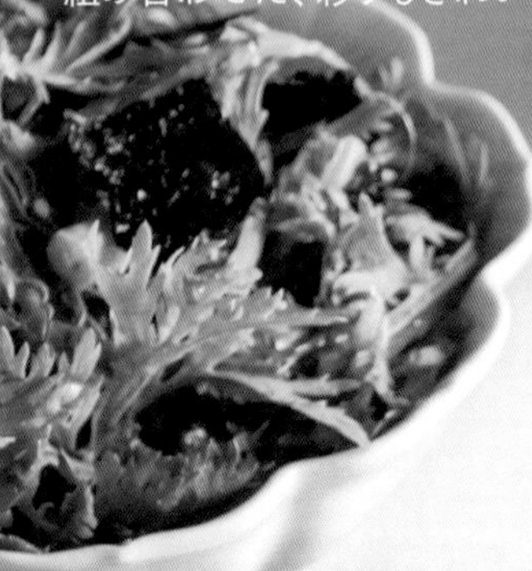

春菊と海苔の
サラダ

もち麦ごはん
（120g）

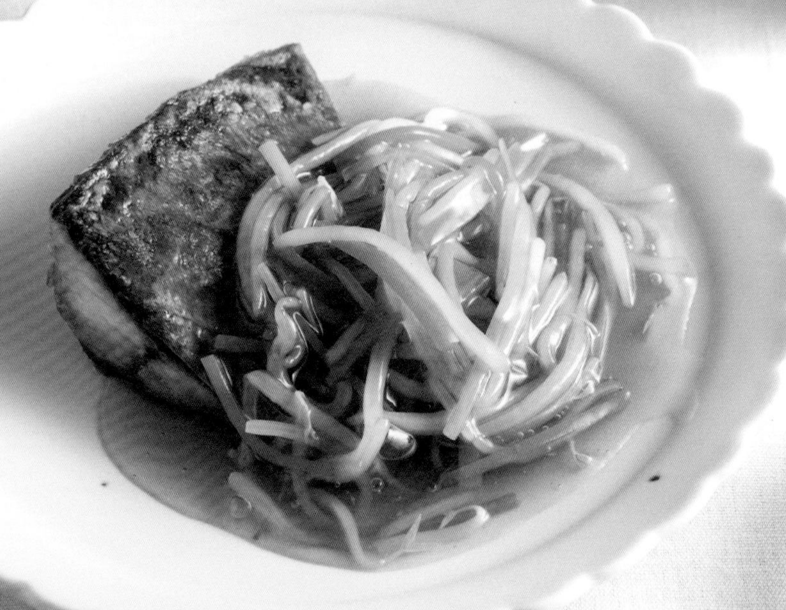

焼きサバのもやしあん

さつまいもレモン煮

献立合計 1人分

熱量 **545**kcal
糖質 **62.6**g
塩分 **2.2**g
食物繊維 **6.3**g

焼きサバのもやしあん

熱量 283kcal / 糖質 11.7g / 塩分 1.8g / 食物繊維 1.3g

[材料] 2人分

サバ(3枚おろし)…1枚(160g)
A しょうゆ … 大さじ1/2
　しょうが汁 … 大さじ1/2
片栗粉 … 大さじ1
にんじん … 1/3本(50g) ▶せん切り
もやし … 1/2袋(100g)
B だし汁 … 3/4カップ
　みりん … 大さじ1/2
　しょうゆ … 大さじ1/2
　塩 … ひとつまみ
片栗粉 … 小さじ2
水 … 小さじ2
しょうが汁 … 小さじ1
サラダ油 … 大さじ1

1 サバは水気をふき、あれば腹骨と小骨を除く。長さを半分に切り、斜めに切れ目を入れる。ボウルに入れ、Aを加えて軽くもみ、室温に10分おく(途中で一度上下を返す)。キッチンペーパーで水気を軽くふいてポリ袋に入れ、片栗粉大さじ1を加えて口を閉じて全体にまぶす。
2 フライパンにサラダ油を中火で熱し、1を皮目を下にして並べる。こんがりと3〜4分焼き、上下を返して弱火でさらに3〜4分焼いて皿に盛る。
3 鍋にBとにんじんを混ぜ、強めの中火にかけてひと煮立ちさせる。もやしを加えてさらにひと煮立ちしたら、水で溶いた片栗粉小さじ2を加えて混ぜながら温めてとろみをつけ、しょうが汁を加える。
4 2に3をかける。

もち麦ごはん(120g)

熱量 156kcal / 糖質 33.1g / 塩分 0g / 食物繊維 2.2g

春菊と海苔のサラダ

熱量 37kcal / 糖質 0.7g / 塩分 0.2g / 食物繊維 1.8g

[材料] 2人分

春菊 … 1/2袋(70g)
▶葉はつんで軸とともに4cm長さに切る
ごま油 … 小さじ1
A しょうゆ … 小さじ1/4
　酢 … 小さじ1/2
　塩 … ひとつまみ
　こしょう … 少々
焼き海苔 … 1枚
白いりごま … 小さじ1

1 ボウルに春菊を入れ、ごま油を加えて和える。
2 Aを加えて和え、海苔を食べやすくちぎって入れる。ごまを加えてさっと和え、器に盛る。

さつまいもレモン煮

熱量 69kcal / 糖質 17.1g / 塩分 0.2g / 食物繊維 1.0g

[材料] 2人分

さつまいも … 1/4本(70g)
▶皮ごと1cm弱の厚さの輪切りにし、さっと洗う
A 水 … 1/3カップ
　砂糖 … 大さじ1
　レモン汁 … 小さじ2
　塩 … 少々

1 耐熱ボウル(直径14cm)にAを混ぜ、さつまいもを加える。ふんわりとラップをかけ、600Wの電子レンジで4〜5分加熱する。
2 ラップをはがして途中何度か混ぜて粗熱を取り、冷蔵庫で冷やす。

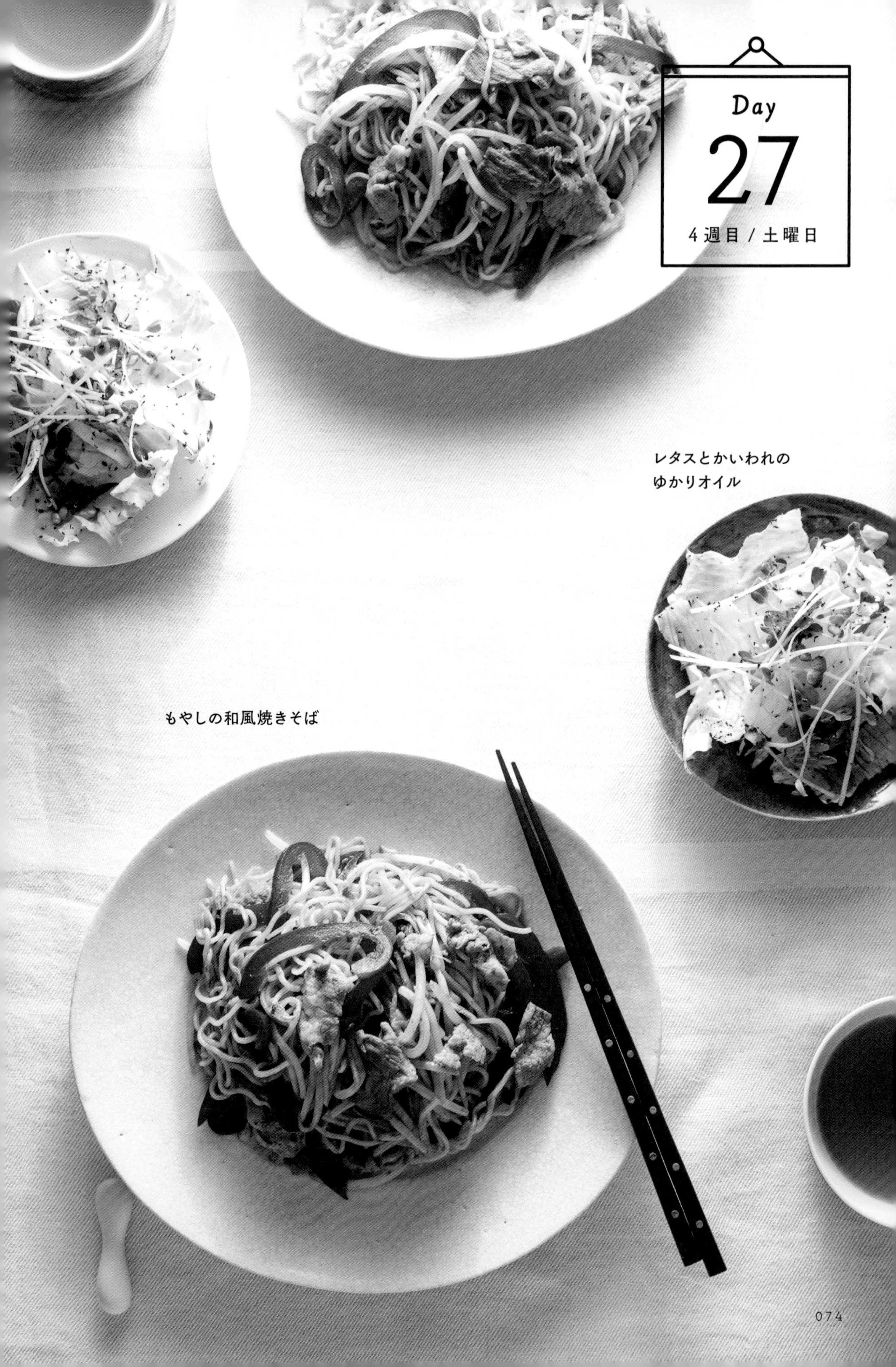
Day
27
4週目 / 土曜日
レタスとかいわれの
ゆかりオイル
もやしの和風焼きそば

野菜たっぷり焼きそばセット

献立合計 1人分

熱量 477kcal
糖質 59.6g
塩分 2.8g
食物繊維 7.7g

付属のソースは使わずにウスターソースと削り節で味付けし、カロリーを調整。
具材の定番・もやしのほか、うまみの強い赤パプリカをたっぷり加えて
満足感を出しました。
「ゆかりオイル」で和えるだけのサラダを添えたスピード献立です。

もやしの和風焼きそば

熱量 449kcal / 糖質 58.4g / 塩分 2.4g / 食物繊維 6.7g

[材料] 2人分

中華蒸し麺 … 2玉(約300g)
豚こま切れ肉 … 120g
もやし(根切りタイプ) … 1袋(200g)
赤パプリカ … 1/2個(80g) ▶縦薄切り
ウスターソース … 大さじ2と1/2
削り節 … 1袋(2g)
サラダ油 … 小さじ1

1 フライパンにサラダ油を強めの中火で熱し、麺を並べる。時々、へらで押さえながら両面を計5分ほどこんがりと焼いて取り出す。

2 **1**のフライパンに豚肉を入れて強めの中火で炒め、色が変わったら、もやし、パプリカを加え、1分ほど炒める。

3 **1**の中華麺を戻し入れ、ほぐしながらさっと炒める。ウスターソース、削り節を加えて炒め合わせる。

レタスとかいわれのゆかりオイル

熱量 28kcal / 糖質 1.2g / 塩分 0.4g / 食物繊維 1.0g

[材料] 2人分

レタス … 大1/3個(90g) ▶ひと口大にちぎる
かいわれ大根 … 1/2パック(30g) ▶根を切る
青じそ … 2枚 ▶せん切り
ゆかり(赤じそ風味ふりかけ) … 小さじ1
オリーブ油 … 小さじ1

1 ボウルに材料すべてを入れて全体を和える。

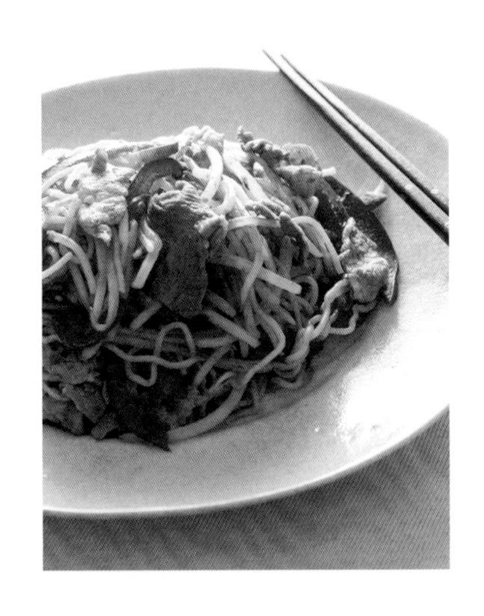

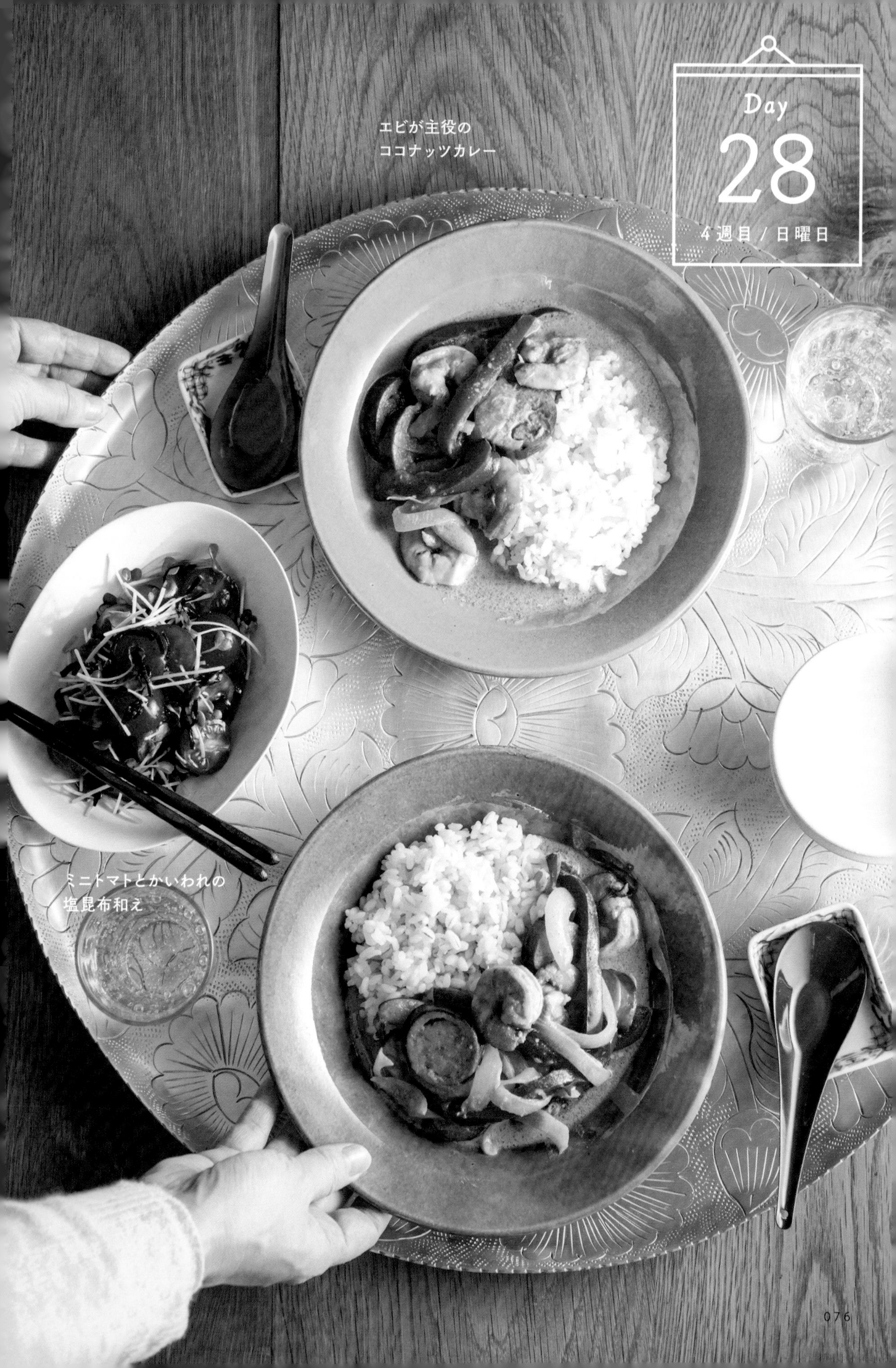
Day
28
4週目 / 日曜日
エビが主役の
ココナッツカレー
ミニトマトとかいわれの
塩昆布和え

エビのココナッツカレーセット

献立合計 1人分

熱量 502kcal
糖質 48.5g
塩分 2.1g
食物繊維 7.4g

高カロリーとわかっていても、やっぱり食べたいカレーライスは、
肉ではなく、高たんぱく＆低脂質のエビを主役に。
市販のルウを使わずにカレー粉とココナッツミルクで仕上げてカロリーオフ。
隠し味の柚子こしょうで味に辛みと深みを加えています。

エビが主役のココナッツカレー

熱量 479kcal / 糖質 44.8g / 塩分 1.6g / 食物繊維 6.1g

［材料］ 2人分

エビ … 10尾（150g） ▶洗って殻をむき、背わたを取る
玉ねぎ … 1/2個（100g） ▶縦1cm幅に切る
なす … 1本（100g） ▶1cm厚さの輪切り
赤パプリカ … 1/2個（80g） ▶縦5mm幅に切る
にんにくのすりおろし … 小さじ1/2
カレー粉 … 大さじ1
A ココナッツミルク … 1/2缶（200g）
　水 … 1/2カップ
　ナンプラー … 大さじ1/2
　レモン汁 … 大さじ1/2
　柚子こしょう … 小さじ1/2
サラダ油 … 大さじ1
もち麦ごはん … 240g

1 フライパンにサラダ油を強めの中火で熱し、玉ねぎが透き通るまで炒める。なす、パプリカ、にんにくを加え、油が全体にまわるまで炒める。
2 カレー粉を加えてなじむまで炒め、Aを加えてひと煮立ちさせる。エビを加え、もうひと煮立ちしたらふたをして弱火で7分煮る。
3 器にもち麦ごはんを等分して盛り2をかける。

ミニトマトとかいわれの塩昆布和え

熱量 23kcal / 糖質 3.7g / 塩分 0.5g / 食物繊維 1.3g

［材料］ 2人分

ミニトマト … 10個（100g）
▶縦半分に切る
かいわれ大根 … 1/2パック（約30g）
▶根を切り、長さを半分に切る
塩昆布 … 大さじ1（5g）

1 ボウルに材料すべてを入れて和える。

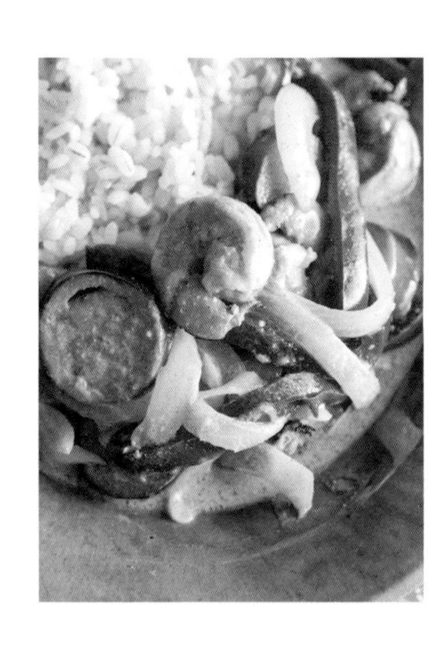

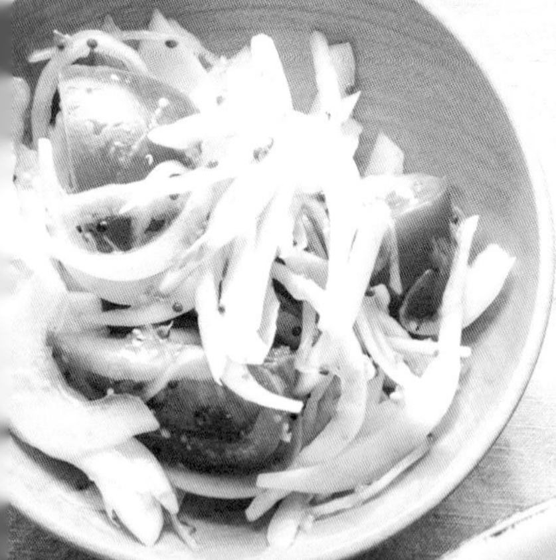

トマトと新玉ねぎの
和風マスタードサラダ

Day
29
5週目 / 月曜日

かぼちゃの
ポタージュスープ

焼き手羽先の
甘辛じょうゆ

献立合計 1人分

熱量 550kcal

糖質 58.5g

塩分 2.9g

食物繊維 7.7g

甘辛味がクセになる、焼き手羽先献立

焼く前に手羽先は常温に戻しておくことで
中まで火が通りやすくなります。
また、骨付き肉はゆっくり食べるので
満腹感も出やすい食材。
血液をサラサラにする玉ねぎは
たっぷり食べられるようにサラダで。

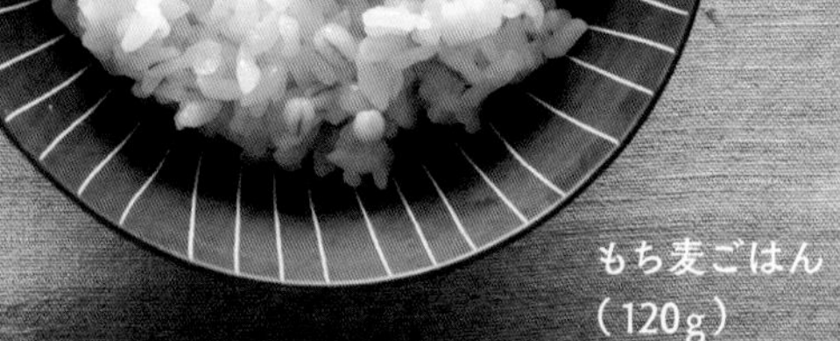

もち麦ごはん
（120g）

焼き手羽先の甘辛じょうゆ

熱量 250kcal / 糖質 4.7g / 塩分 1.9g / 食物繊維 1.2g

［材料］2人分

鶏手羽先 … 6本（300g）
▶水気をふき、骨に沿って切り込みを入れる
しょうゆ … 小さじ1
いんげん … 100g ▶へたを切る
A 砂糖 … 大さじ1/2
しょうゆ … 大さじ1
酢 … 小さじ1
こしょう … 少々
サラダ油 … 小さじ1＋小さじ1

1 ボウルに手羽先としょうゆ小さじ1を入れてからめ、室温に15分おく（途中、上下を返す）。
2 フライパンにサラダ油小さじ1を強めの中火で熱する。いんげんを加えてさっと炒め、水大さじ1（分量外）を加えてふたをする。中火で2〜3分、時々混ぜながら炒め、ふたを取ってAのボウルに取り出す。
3 2のフライパンをさっとふき、サラダ油小さじ1を入れる。手羽先の皮目を下にしてフライパンに並べ、ふたをして中火で4〜5分こんがりと焼く。上下を返し、さらに3〜4分焼き、Aのボウルに加えてからめる。

もち麦ごはん（120g）

熱量 156kcal / 糖質 33.1g / 塩分 0g / 食物繊維 2.2g

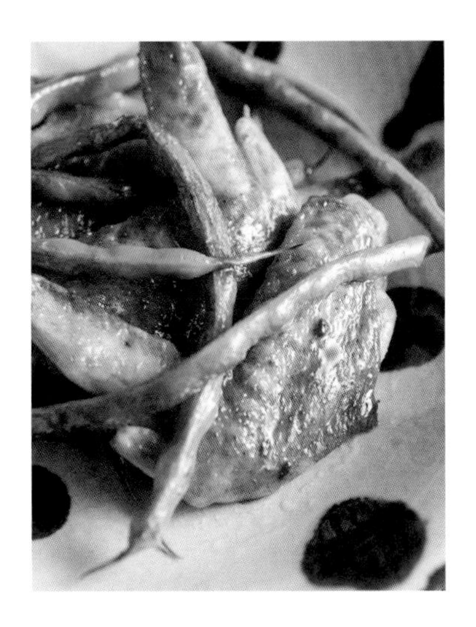

トマトと新玉ねぎの和風マスタードサラダ

熱量 55kcal / 糖質 5.9g / 塩分 0.3g / 食物繊維 1.3g

［材料］2人分

トマト … 小1個（100g）
▶6等分のくし形切り
新玉ねぎまたは玉ねぎ … 1/2個（100g）
▶薄切りにして水に5分さらし、水気をよくきる
A しょうゆ … 小さじ1/3
酢 … 小さじ1
粒マスタード … 小さじ1
サラダ油 … 小さじ1
削り節 … 1g

1 ボウルにAを混ぜ、食べる直前に玉ねぎとトマトを加えて和え、削り節を混ぜる。

かぼちゃのポタージュスープ

熱量 89kcal / 糖質 14.8g / 塩分 0.7g / 食物繊維 3.0g

［材料］2人分

かぼちゃ … 150g
▶種とわた、皮を除き、小さめの一口大に切る（正味100g）
新玉ねぎまたは玉ねぎ … 1/4個（50g）
▶横に薄切り
水 … 1と1/4カップ
コンソメスープ（顆粒）… 小さじ1/8
塩 … 小さじ1/6
こしょう … 少々
バター … 大さじ1/2（6g）

1 鍋にすべての材料を入れ、強めの中火にかける。ひと煮立ちしたらふたをし、弱火で10分ほど煮る。
2 充分にやわらかくなったら、マッシャーなどでつぶす。

塩分ひかえめがうれしい鮭定食

Day
30
5週目 / 火曜日

生鮭に塩をまぶした「自家製塩鮭」で気になる塩分量をコントロール。
今回は1%の塩で仕上げ、大根おろし+ポン酢しょうゆで食べます。
煮びたしは冷めると味がなじんでさらにおいしく。
前日仕込みで当日ラクしても。

献立合計 1人分

熱量 **432**kcal

糖質 **51.0**g

塩分 **1.9**g

食物繊維 **9.6**g

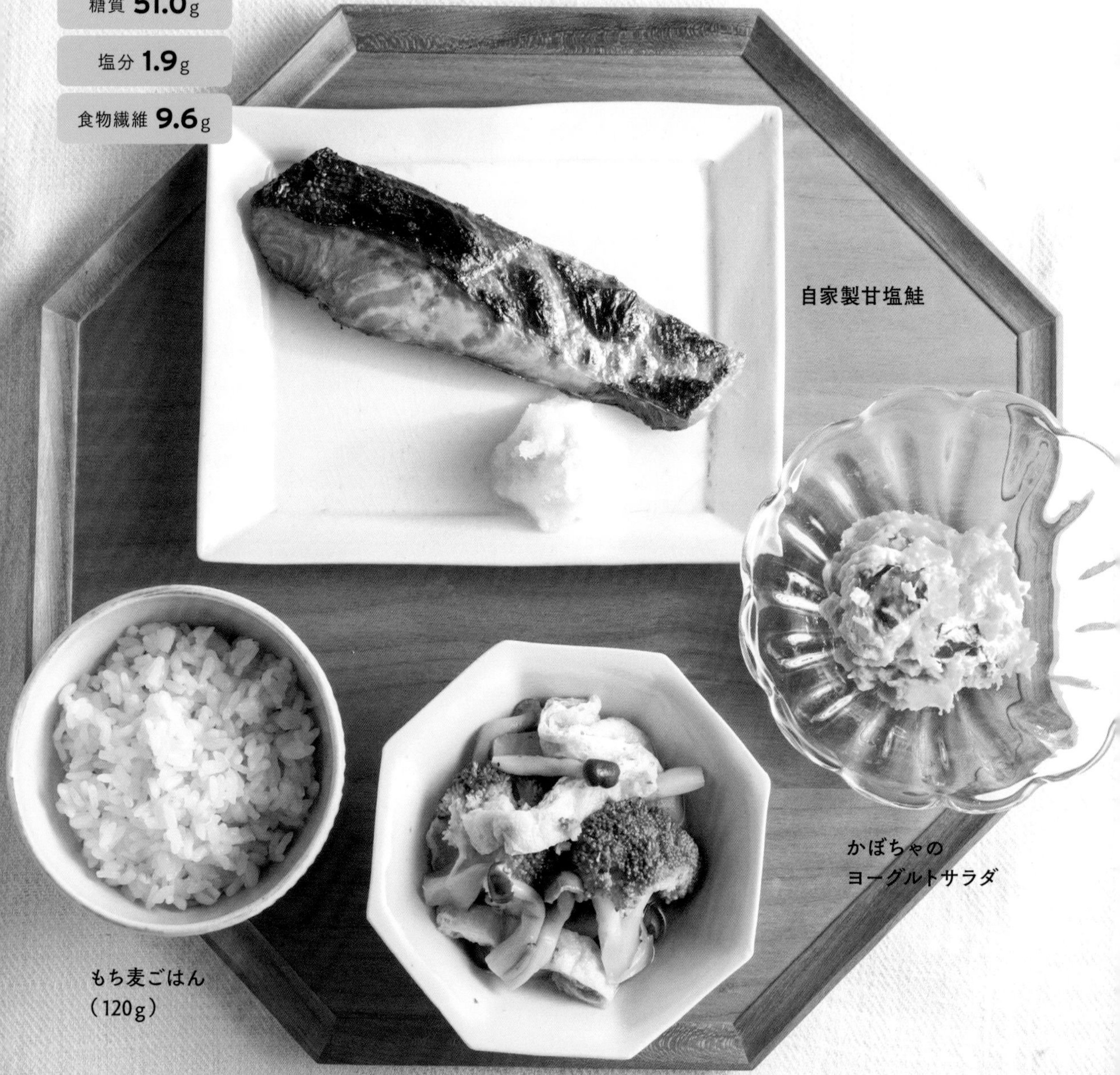

自家製甘塩鮭

かぼちゃの
ヨーグルトサラダ

もち麦ごはん
(120g)

ブロッコリーとしめじの煮びたし、
柚子こしょう風味

自家製甘塩鮭

熱量 143kcal / 糖質 2.4g / 塩分 1.0g / 食物繊維 3.8g

［材料］2人分

生鮭 … 2切れ（200g）
塩 … 2g
大根おろし … 5cm分（150g）
ポン酢しょうゆ … 小さじ1/2

1 生鮭に塩をふり、冷蔵庫に1～2晩おく。

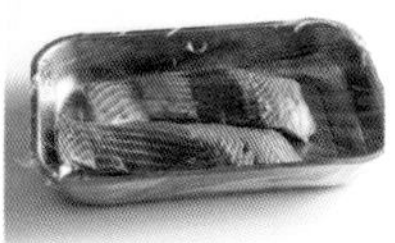

POINT 甘口（甘塩）でも5～8%ある塩分量を自家製で仕上げることで1%にし、ほどよい塩味に仕上げる。

2 魚焼きグリル（両面焼き）に水気をふいた1を並べ、強火で8～9分こんがりと焼く。

3 器に盛り、軽く水気を絞った大根おろしを添えてポン酢しょうゆをかける。

もち麦ごはん（120g）

熱量 156kcal / 糖質 33.1g / 塩分 0g / 食物繊維 2.2g

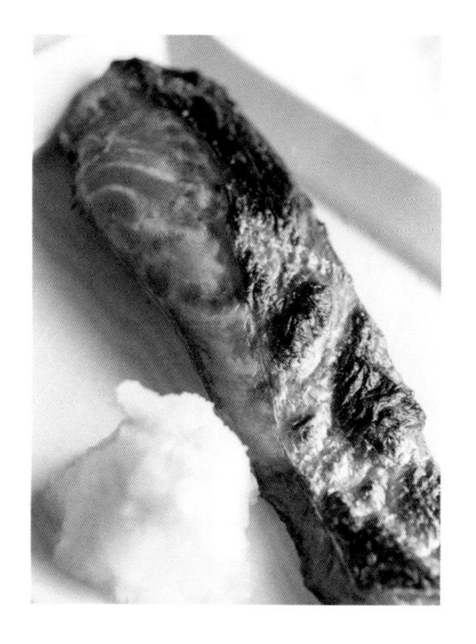

ブロッコリーとしめじの煮びたし、柚子こしょう風味

熱量 41kcal / 糖質 2.1g / 塩分 0.7g / 食物繊維 0.9g

［材料］2人分

ブロッコリー … 1/3株（正味100g）
▶小房に分け、茎は厚めに皮をむき、横1cm幅に切る
油揚げ … 1枚（30g）
▶熱湯をかけて油抜き、1cm幅に切る
しめじ（小房）… 1/3袋（50g）
A だし汁 … 3/4カップ
しょうゆ … 小さじ1/2
みりん … 小さじ1
柚子こしょう … 小さじ1/2

1 鍋にAを合わせ、強火でひと煮立ちさせる。

2 ブロッコリー、しめじ、油揚げを加えて混ぜ、落としぶたをし、中火で5分煮る。

POINT 時間があれば、一度冷ますと味が染みてよりおいしい。

かぼちゃのヨーグルトサラダ

熱量 92kcal / 糖質 13.4g / 塩分 0.2g / 食物繊維 2.7g

［材料］2人分

かぼちゃ（種とわたを除いたもの）… 正味150g
A マヨネーズ … 小さじ2
プレーンヨーグルト … 大さじ1と1/2
カレー粉 … ひとつまみ
塩 … ひとつまみ

1 かぼちゃはさっと水にくぐらせ、ふんわりとラップで包む。600Wの電子レンジで4分、やわらかくなるまで加熱する。

2 ボウルに入れ、熱いうちに皮ごと粗くつぶす。粗熱を取り、Aを加えて和える。

Day
31
5週目 / 水曜日

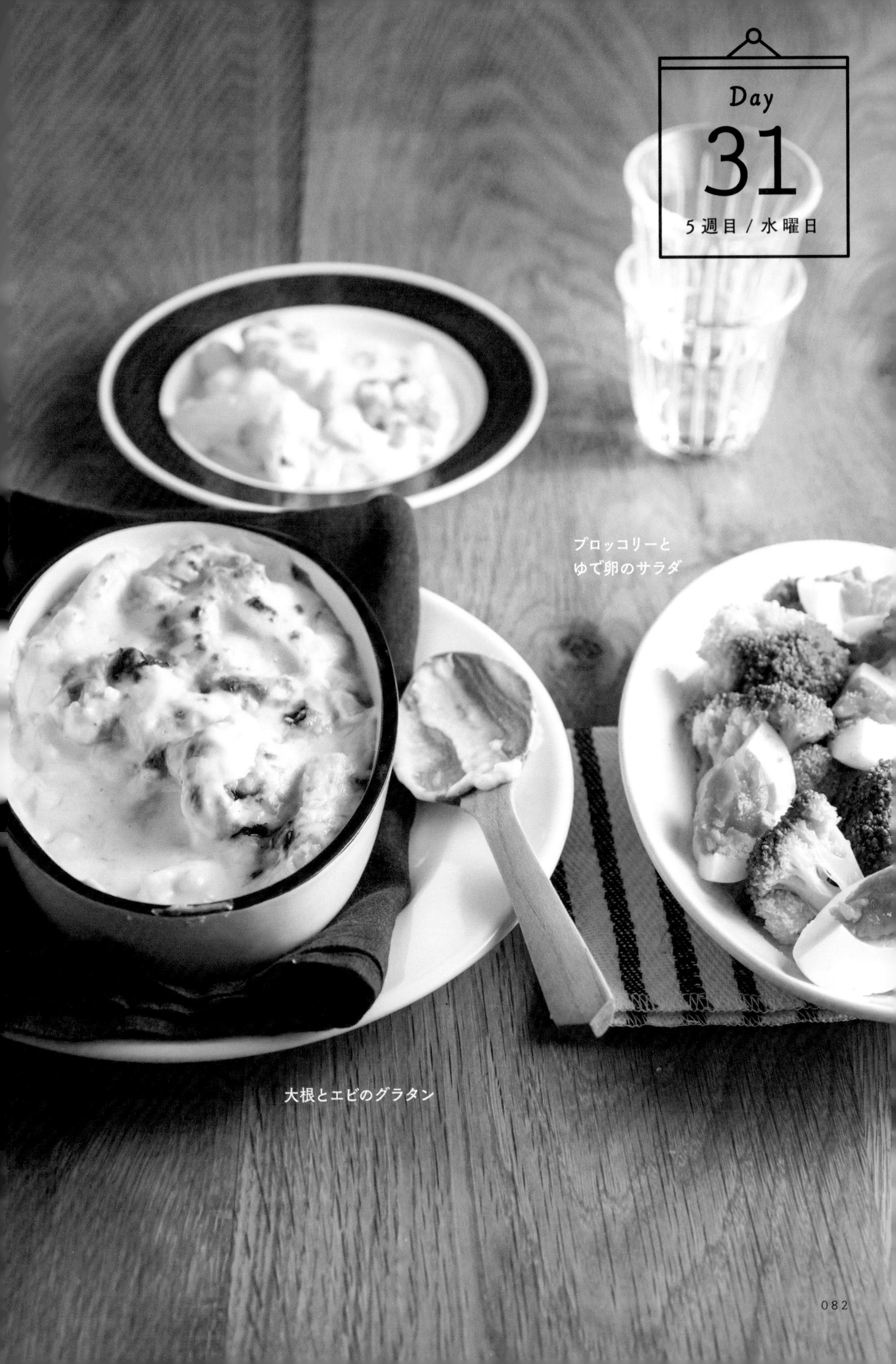

ブロッコリーと
ゆで卵のサラダ

大根とエビのグラタン

あつあつ＆とろり。野菜のグラタン献立

献立合計 1人分

熱量 492kcal

糖質 25.2g

塩分 2.4g

食物繊維 7.1g

濃厚なホワイトソースを我慢せずに味わうため、マカロニの代わりに大根を使ってカロリーオフ。さらに牛乳を豆乳にして糖質オフに。大根のジューシーな食感が楽しい新感覚なグラタンです。

大根とエビのグラタン

熱量 374kcal / 糖質 23.6g / 塩分 2.0g / 食物繊維 3.3g

［材料］2人分

大根 … 300g ▶長さ5㎝、7㎜角の細切り
エビ … 10尾（150g） ▶洗って殻をむき背わたをとる
新玉ねぎまたは玉ねぎ … 1/3個（70g） ▶薄切り
小麦粉 … 大さじ3
バター … 大さじ1と1/2（18g）
無調整豆乳（大豆固形分10パーセント）… 2と1/4カップ
塩 … 小さじ1/3
こしょう … 少々
ピザチーズ … 40g

1. フライパンにバター、玉ねぎを入れ、強めの中火で炒める。しんなりしたら大根を加え、透き通るまで中火で3分ほど炒める。
2. 小麦粉をふり入れ、なじむまで炒めたら、豆乳、塩、こしょうを加える。火を強め、煮立ったら水気をふいたエビを加えてゆるくとろみがつくまで混ぜながら煮る。火を止め、ピザチーズ半量を混ぜる。耐熱皿に入れ、残りのピザチーズをかける。
3. 900～1000Wのトースター（予熱なし）で12分ほど、きつね色になるまで焼く。

ブロッコリーとゆで卵のサラダ

熱量 118kcal / 糖質 1.6g / 塩分 0.4g / 食物繊維 3.8g

［材料］2人分

ブロッコリー … 1/2株（正味150g）
▶小房に分け、茎は厚めに皮をむき、横1㎝幅に切る
卵 … 2個 ▶室温に戻す
塩、こしょう … 各少々
酢 … 小さじ1
オリーブ油 … 小さじ1

1. 鍋にたっぷりの湯を沸かし、ブロッコリーを入れて中火で3分ほどやわらかくゆでる。網ですくってざるに上げて冷ます。
2. 卵をお玉にのせ、1の熱湯に1個ずつ入れる。中火で9分ゆでてから冷水に取って冷まし、殻をむいて4等分のくし形切りにする。
3. 器に1、2を盛り、塩、こしょうをふり、酢、オリーブ油を回しかける。

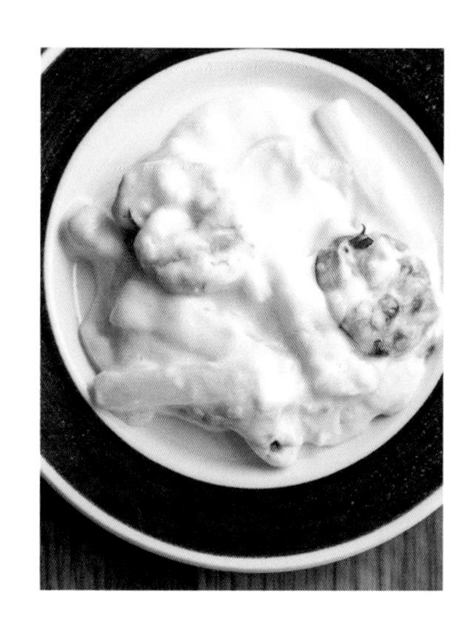

アレンジもできる作りおきレシピ

もっと！食べたい「食物繊維」

血糖値の急上昇を防ぐといわれる食物繊維。中でも、糖質を包み込みながら腸の中を移動する「水溶性食物繊維」は食事にたっぷり取り入れることで糖質の吸収スピードがゆるやかになります。ここでは食物繊維豊富なわかめ・切り干し大根・きのこの3食材をたっぷり使った作りおきレシピとそのアレンジをご紹介します。作りおきしておけば、朝・昼の食事にちょっと＋するだけで、血糖値上昇をゆるやかにする手助けをしてくれます。

もっと！わかめで

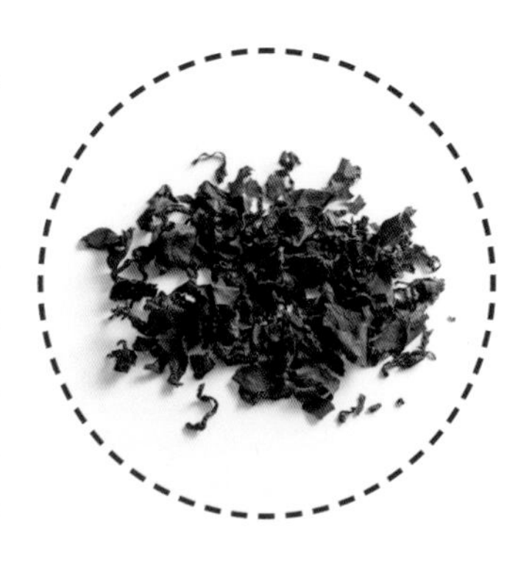

海藻全般には、水溶性食物繊維が豊富に含まれています。わかめふりかけはその名の通りわかめが主役ですが、昆布のうまみと海苔の風味も手伝って、スペシャルな海藻作りおきおかずです。

食べごたえある生タイプのふりかけです。

冷蔵庫で**5**日保存OK

わかめふりかけ

約1食分（1/4量）熱量 23kcal / 糖質 1.5g / 塩分 1.7g / 食物繊維 3.6g

［材料］
作りやすい分量（でき上がり約130g）

カットわかめ …1袋（10g）
しょうゆ … 小さじ1
塩昆布（細切りのもの）… 10g
焼き海苔 …1枚

1 カットわかめはたっぷりの水に10分ほどつけて戻し、水気を絞る。

2 フライパンにわかめを入れ、中火で4～5分炒めて水分を飛ばす。しょうゆを加えて炒め、ボウルに取り出して冷ます。

3 塩昆布、海苔を小さくちぎって加え、混ぜる。

わかめのお吸いもの

簡単な
汁ものに

［材料］ 2人分

わかめふりかけ（右記）… 30g
万能ねぎ … 1本（10g） ▶小口切り
塩 … ふたつまみ
熱湯 … 1と1/2カップ

椀2個にわかめふりかけ、万能ねぎ、塩を等分に入れ、熱湯を半量ずつ注いで、混ぜる。

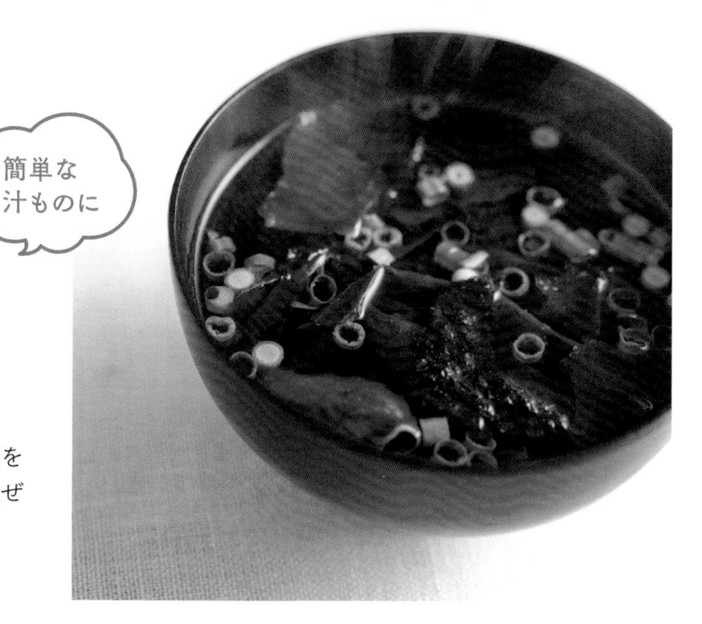

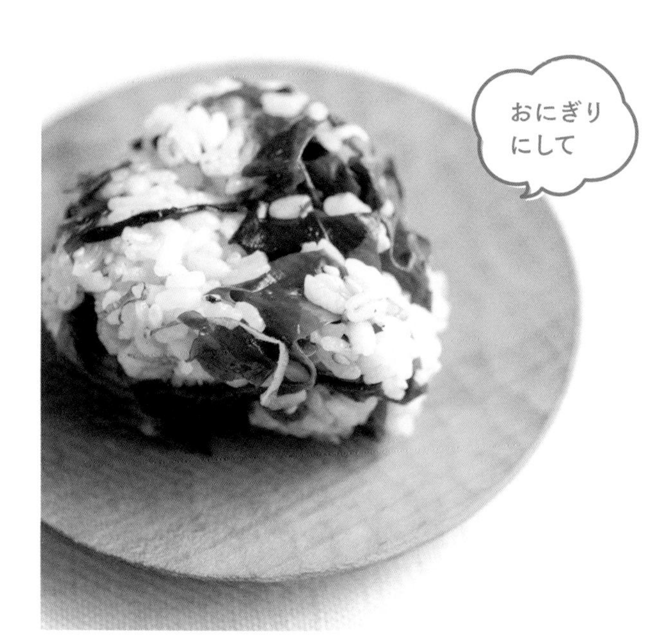

おにぎり
にして

わかめおにぎり

［材料］ 2個分

わかめふりかけ（右記）… 40g
温かいもち麦ごはん … 160g
白いりごま … 小さじ1
青じそ … 2枚 ▶せん切り

1 ボウルにすべての材料を加えて混ぜる。
2 手に水適量と塩少々（それぞれ分量外）をつけ、1を等分して三角形に握る。

三つ葉とわかめの和えもの

香り野菜と
和えて

［材料］ 2人分

わかめふりかけ（右記）… 30g
三つ葉 … 1/2束（30g） ▶3cm長さに切る
ごま油 … 小さじ1

ボウルにわかめふりかけと三つ葉、ごま油を入れて混ぜる。

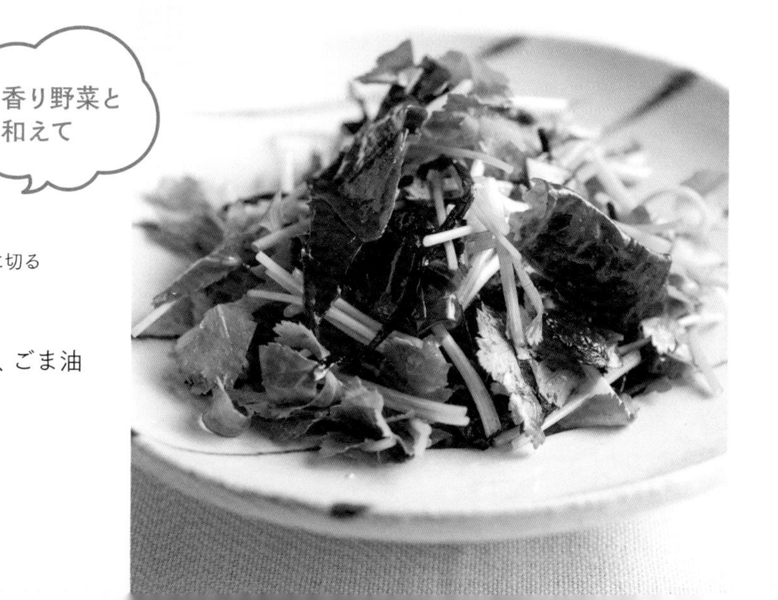

もっと！切り干し大根で

大根は水溶性食物繊維と不溶性食物繊維の
バランスがよい野菜。それを干して切り干しにすることで
さらに食物繊維やカルシウムなど、栄養価全般がアップ。
うまみも凝縮され、いいことずくめです。

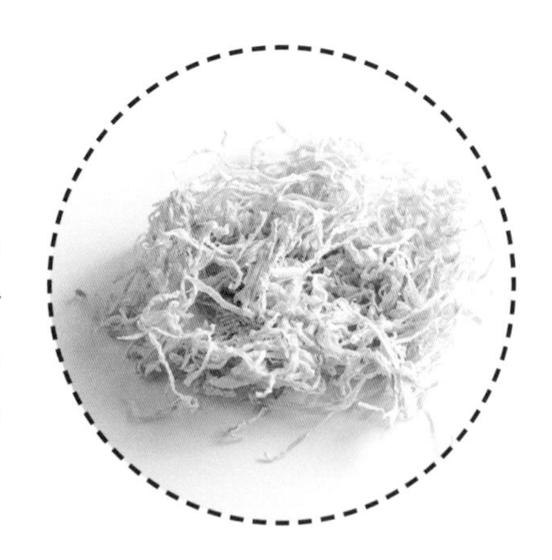

キャベツもたっぷり。意外にカレー風味が合う！

切り干し大根のカレーケチャップ蒸し

冷蔵庫で**5**日保存OK

約1食分（1/7量）熱量 126kcal / 糖質 6.8g / 塩分 0.9g / 食物繊維 2.7g

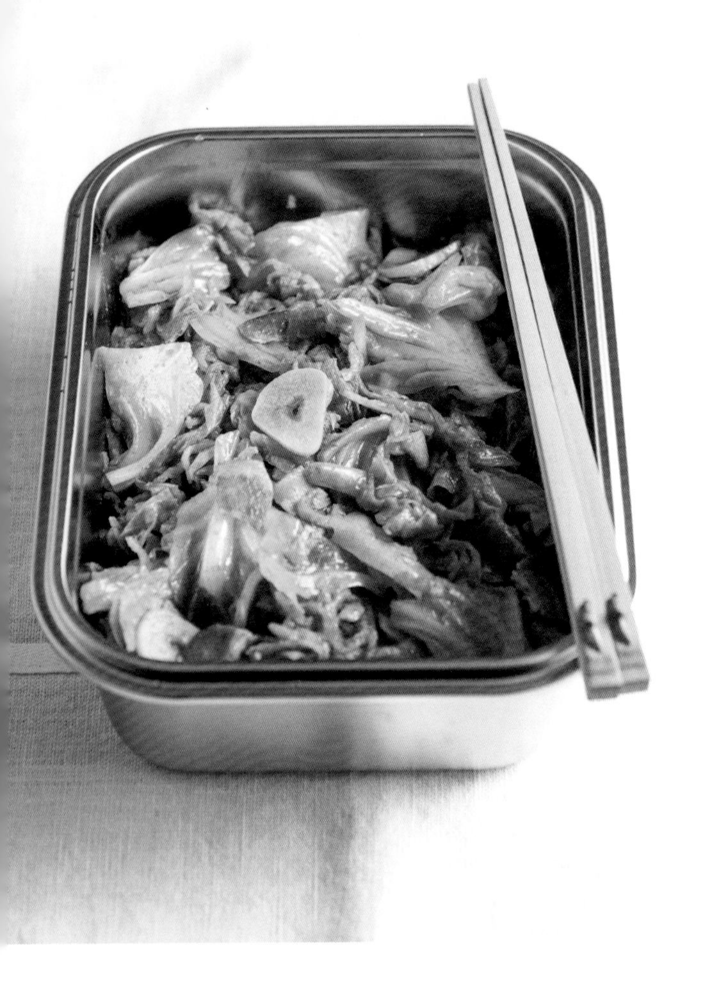

［材料］
作りやすい分量（でき上がり約600g）

ベーコンスライス … 6～7枚（80g）
▶1cm長さに切る
キャベツ … 4～5枚（300g）
▶小さめの一口大に切る
切り干し大根 … 1袋（50g）
にんにく … 1片 ▶薄切りにし、芽を除く
A 水 … 1カップ
トマトケチャップ … 大さじ2
カレー粉 … 小さじ2
塩 … 小さじ1/2
こしょう … 少々
オリーブ油 … 大さじ1と1/2

1 切り干し大根は軽くもみ洗いし、たっぷりの水に10分つけて戻す。水気を絞り、食べやすく切る。

2 大きめのフライパンにオリーブ油を強めの中火で熱し、キャベツ、切り干し大根、ベーコン、にんにくを順に加えて油が回るまで炒める。**A**を加えてざっと混ぜ、ふたをする。

3 ふつふつしたら弱火にし、時々混ぜながら、15分ほど蒸し炒めする。ふたを取り、汁気があれば強火で炒めて水分をしっかり飛ばす。

切り干し大根ロール

パンに
挟んで

［材料］ 2個分

切り干し大根の
　カレーケチャップ蒸し（右記）… 80g
ロールパン … 2個

パンに切れ目を入れてトースターで軽く温め、切り干し大根のカレーケチャップ蒸しを挟む。

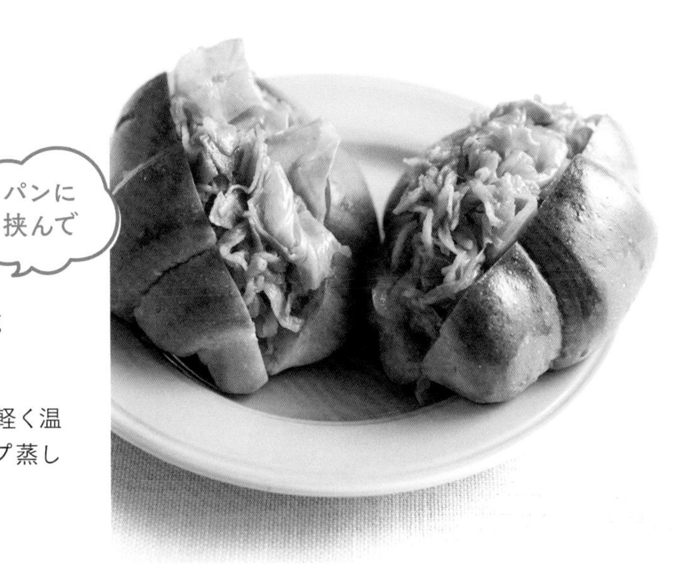

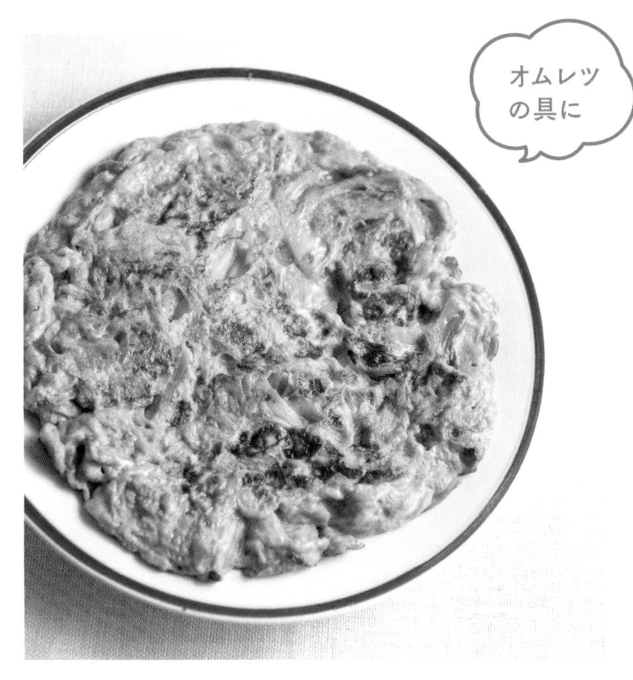

オムレツ
の具に

切り干し大根の
オープンオムレツ

［材料］ 2人分

切り干し大根のカレーケチャップ蒸し（右記）
　… 80g
卵 … 3個
しょうゆ … 小さじ1/2
オリーブ油 … 大さじ1

1 ボウルに卵を溶きほぐし、しょうゆ、切り干し大根のカレーケチャップ蒸しを混ぜる。

2 フライパンにオリーブ油を強めの中火で熱する。1を流してふんわり炒って広げ、ふたをしてごく弱火で3分焼く。上下を返し、2分焼く。

切り干し大根のケチャップスープ

［材料］ 2人分

切り干し大根のカレーケチャップ蒸し
　（右記）… 80g
水 … 1と1/2カップ
塩 … ふたつまみ
コンソメ（顆粒）… ふたつまみ
粉チーズ … ふたつまみ

パパッと
スープに

1 鍋に粉チーズ以外の材料を入れ、強火で煮立てる。

2 器に盛り、粉チーズをふる。

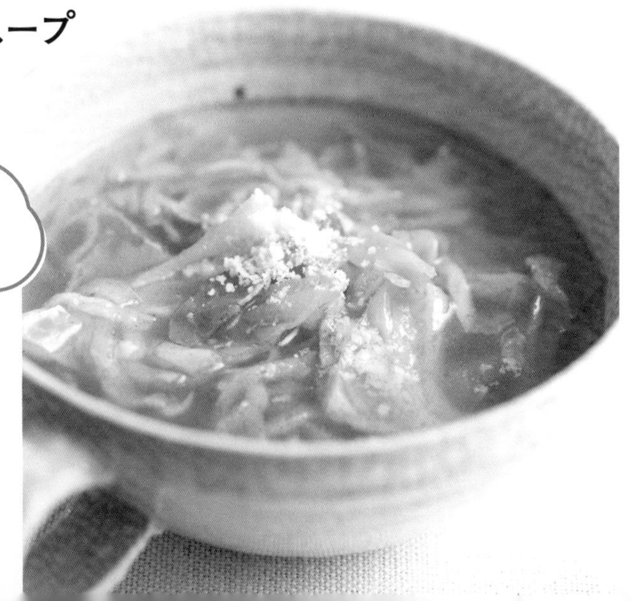

もっと！きのこで

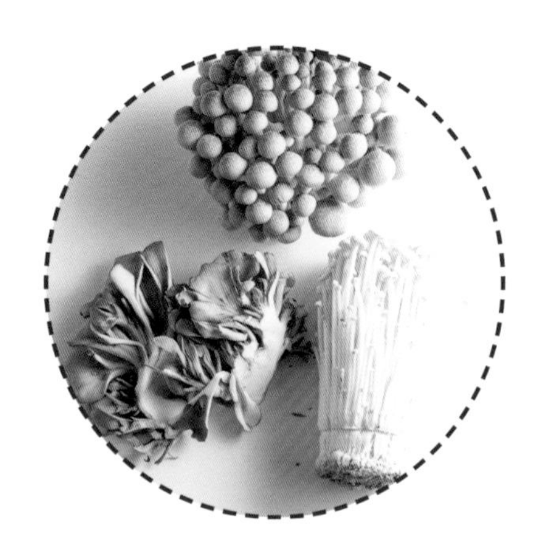

水溶性食物繊維も、不溶性食物繊維も、
両方がたっぷり含まれるきのこ類は、
低カロリーであることも糖尿病予備軍の強い味方。
油を使わずに蒸し、サラダ感覚でたっぷり食べられる
マリネのように仕上げます。

しょうがの風味をきかせたマリネ風のお惣菜。

きのこの塩しょうが蒸し

冷蔵庫で**5**日保存OK

約1食分（1/5量）熱量 18kcal / 糖質 2.0g / 塩分 0.2g / 食物繊維 1.4g

［材料］
作りやすい分量（でき上がり約350g）

しめじ …1パック（150g）
▶石づきを除き、ほぐす
えのきだけ …1袋（150g）
▶石づきを除き、3等分に切ってほぐす
まいたけ …1パック（100g） ▶ほぐす
しょうが … 大1かけ（20g） ▶せん切り
A 酢 … 大さじ2
みりん … 大さじ1
しょうゆ … 小さじ1
塩 … 小さじ1/4
だし汁 … 大さじ2

1 フライパンにきのこを入れ、しょうがをちらす。**A**を順にかけふたをする。

2 強火にかけ、ふつふつしてきたら中火にし、5～6分時々混ぜながら炒める。

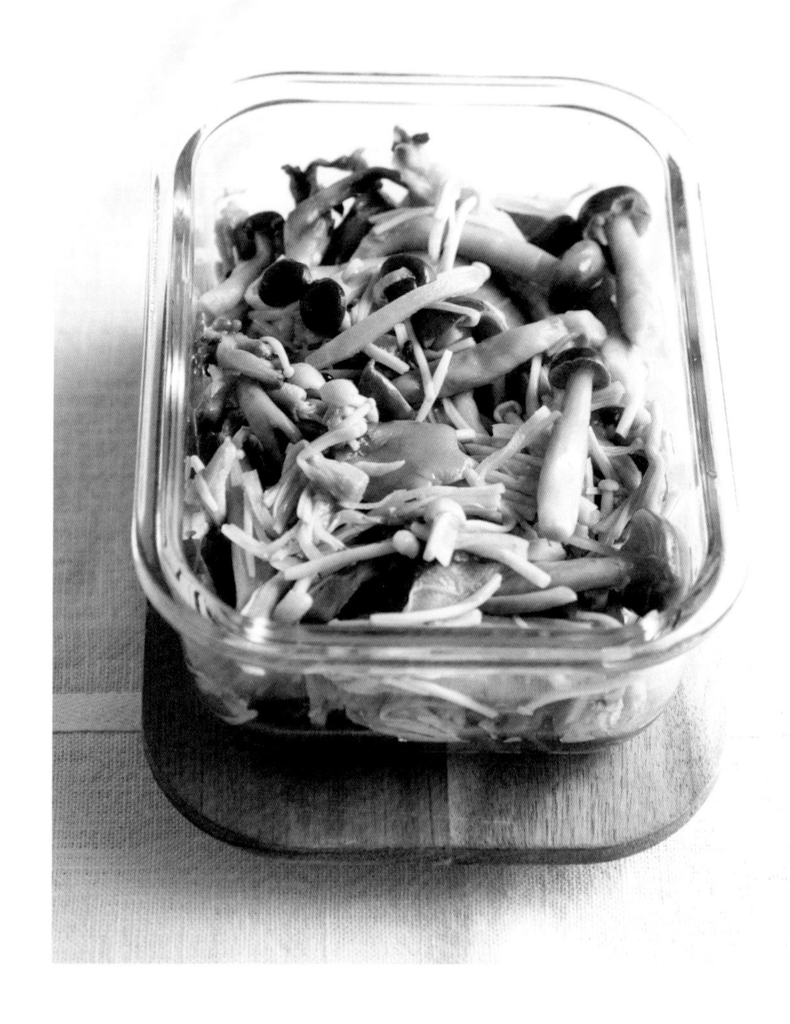

きのこの塩しょうが和え

大根おろしと和えて

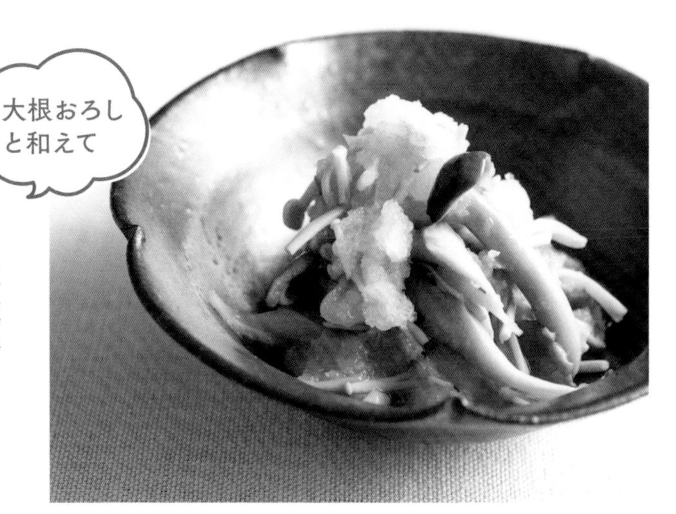

［材料］2個分

きのこの塩しょうが蒸し（右記）… 80g
大根おろし … 5㎝分（150g）

ボウルにきのこの塩しょうが蒸し、軽く水気をきった大根おろしを入れて和え、冷蔵庫で30分ほど冷やす。食べる直前にお好みでポン酢しょうゆを少々かける。

お肉にのせて

ヒレ肉のソテー たっぷりきのこのっけ

［材料］2人分

きのこの塩しょうが蒸し（右記）… 70g
豚ヒレ肉 … 160g　▶6等分に切る
塩 … ふたつまみ
こしょう … 少々
パセリ … 少々　▶みじん切り
サラダ油 … 小さじ1

1. ヒレ肉は1切れずつラップをかけ、めん棒で叩いてひとまわり大きくし、塩、こしょうをふる。
2. フライパンにサラダ油を強めの中火で熱し、**1**の豚肉を並べ、両面を計3分焼く。
3. 器に盛り、きのこの塩しょうが蒸しをのせ、パセリをふる。

そばやうどんのトッピングに

きのことツナの和えそば

［材料］2人分

きのこの塩しょうが蒸し（右記）… 140g
ツナ缶（水煮）… 1/2缶（35g）
そば（乾麺タイプ）… 120g
青じそ … 2枚　▶せん切り
ポン酢しょうゆ … 大さじ1と1/2
ごま油 … 大さじ1/2

1. 鍋にたっぷりの湯（分量外）を沸かし、そばを袋の表示通りにゆでる。流水で洗い、氷水でしっかり冷やし、水気をしっかり絞る。
2. 器にそばを盛り、きのこの塩しょうが蒸し、ツナを汁ごと、青じそを順にのせ、ポン酢しょうゆ、ごま油をかける。

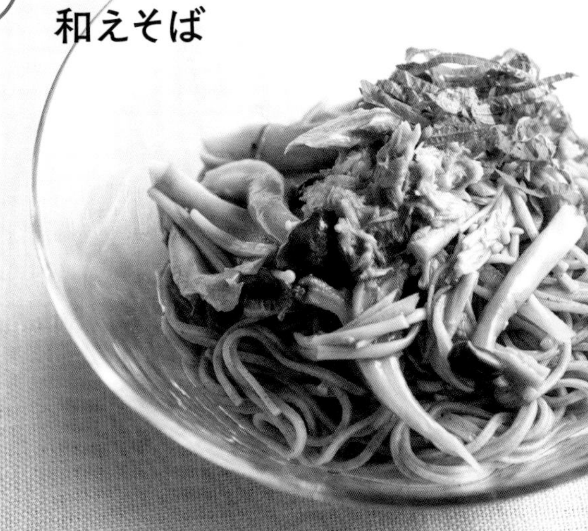

野菜

食材インデックス

肉・魚介

おわりに

義父・まさるは70代のころ「狭心症」で倒れて救急車で運ばれました。それを機にたばこは辞めたものの、口寂しさから甘いものを好むように。病院のお医者様からは、「血糖値が高いから、このままだと糖尿病になってしまいます。とにかく痩せなさい」と……。

読者の方の中にも、まさると同じような言葉を言われた方がいるかもしれません。けれど、食事内容を見直さなければならないことはわかっていても、そもそも料理をしなかったり、料理が好きでも、どのように工夫すればいいか、迷ってしまったりするのではないでしょうか？

この本は「マネするだけで血糖値が下がる！」を目標に、医学博士の田中明先生に糖尿病と食事についてのお話を伺ったあと、管理栄養士の金丸絵里加先生にも栄養指導に入っていただきながら、また、家族の好物も聞き取りして考えた、小林家おすすめの献立レシピ集です。

まさるがリアルに実食したのはもちろん、血糖値は正常だけれど太りすぎの夫・のりも「同じ食事で体重が減るか実証しよう！」とはじまった我が家の挑戦の記録でもあります。（P６からの「実践！ 血糖値を下げる１カ月献立」も読んでみてくださいね。我が家の奮闘ぶりがわかると思います）

結果が出始めたのは、３日目のこと。ふつうに生活していただけなのに夫の結婚指輪が吹っ飛びました。決して塩分過多の食事をしていたわけではありませんが、食後につまみを食べながらお酒を飲むことが多く、まずむくみが取れたのでしょう。夫は夕飯以外にも真面目に取り組んでいたので、その後も着実にやせていきました。
一方、まさるは体重の変動こそあまりなかったですが、みるみるうちに腹回りがスッキリ。血糖値も正常値にまで下がりました。「60歳までは太らない、60歳からはやせない」が大事だと田中明先生に教わっていたので、とてもいい結果になったと思っています。
チャレンジ後、わかったのは、何はともあれ、本人の気づきとやる気、周りの応援が必要だということ。そして1ヶ月続けるためには、作る側にとっても優しいレシピでないといけないこと。はじめは大変でも体重や見た目に多少でも変化が出始めると、ようやく「もっと頑張ろう！」という気持ちになってくれます。
必ずご飯を大盛りにしていた夫は、普通盛りでも十分足りることに気がついたそう。寝起きがよくなったことも実感し、チャレンジしてよかったと心から思っているそうです。まさるは寝る前に何かを食べなくてもよくなりました。「寝ているとき、腹が邪魔にならなくなったよ」とうれしそうに教えてくれました。

この本の料理はひとつのきっかけ。1か月続けてみて、本人が見つけるその先の気づきが、とても大切かと思います。
みなさんも家族や友人といっしょにまずは1か月チャレンジしてみませんか？

小林まさみ

わたしが工夫した5つのこと

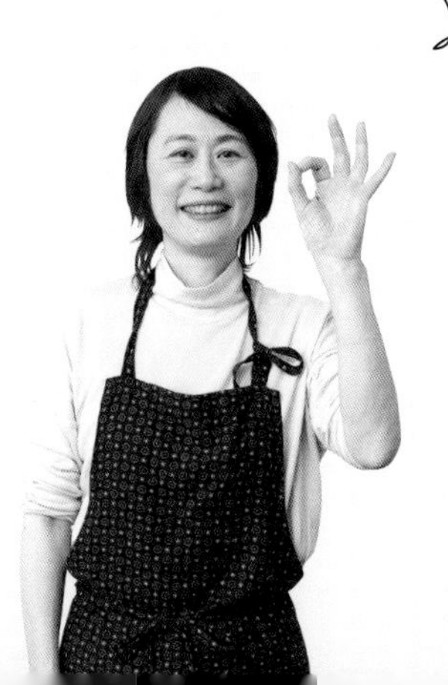

- 目に入る場所には甘いものは置かない
- 逆に体重計はよく見える場所に置く
- 卓上調味料は置かないこと＆
  味がついていると伝える（＝かけすぎ防止）。
- 小さめの器に盛って、量が少なく見えないようにする
- 体重を測って少しでも減っていたら褒める！

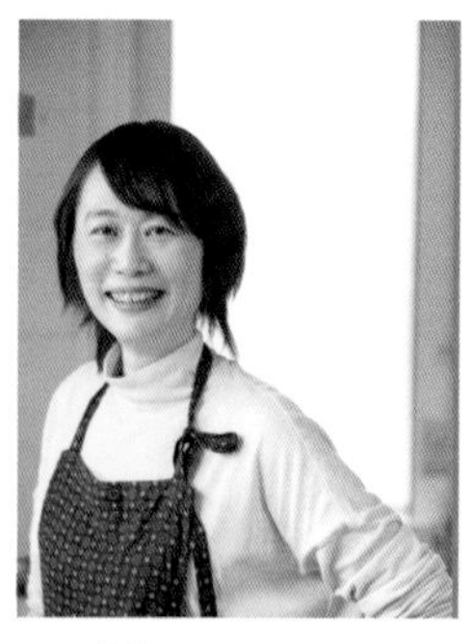

小林 まさみ

料理研究家。料理教室や雑誌・単行本・テレビなどで活躍中。おいしく、誰でも簡単に作れる実用的なレシピを、SNSなど幅広いメディアで発信。また、アシスタントは義父でシニア料理家の小林まさる。軽快な２人のやりとりが人気で、テレビにも多く出演、共著も出版している。『毎日何を作るか、悩む人へ。まさみ式 考えない 晩ごはん』（オレンジページ）など著書多数。

Instagram：@ kobayashimasami.masaru
HP：https://masami-kobayashi.com/

医学監修：田中明

女子栄養大学名誉教授、レイクタウン大宮駅前院名誉院長、スローカロリー研究会理事。医学博士、糖尿病専門医、糖尿病研修指導医。東京都立府中病院内科（糖尿病）医長、東京医科歯科大学第３内科講師、女子栄養大学大学院教授・附属栄養クリニック所長を経て、2022年より現職。監修に、『食べることがめちゃめちゃ楽しくなる！栄養素キャラクター図鑑』（日本図書センター）、『血管を強くする「水煮缶」健康生活』（アスコム）、『更年期からのコレステロールを下げる毎日ごはん』（女子栄養大学出版部）などがある。

レシピ栄養監修：金丸絵里加

管理栄養士・料理研究家。玉川大学卒業。女子栄養大学非常勤講師。「おいしい！」と顔がほころぶような、毎日食べても飽きない「お家ごはん」を提案。また、栄養カウンセリング、病態別メニュー開発などに携わるとともに、フードコーディネーターとして旅館、レストランなどのメニューコンサルティングにも従事。健康的な食生活のために、栄養価も考えた料理レシピを書籍、雑誌、テレビなどで紹介。近著に『女子のやせ定食』（光文社）、『365日のサラダ』（永岡書店）他。

血糖値を下げる1か月献立

2024年6月4日　第1刷発行
2024年7月18日　第2刷発行

著　者　小林まさみ
発行人　土屋 徹
編集人　滝口勝弘
発行所　株式会社Gakken
〒141-8416　東京都品川区西五反田2-11-8
印刷所　大日本印刷株式会社

●この本に関する各種お問い合わせ先

本の内容については、下記サイトのお問い合わせフォームよりお願いします。
https://www.corp-gakken.co.jp/contact/
在庫については　Tel 03-6431-1250（販売部）
不良品（落丁、乱丁）については　Tel 0570-000577
学研業務センター　〒354-0045埼玉県入間郡三芳町上富279-1
上記以外のお問い合わせはTel 0570-056-710（学研グループ総合案内）

学研グループの書籍・雑誌についての新刊情報・詳細情報は、下記をご覧ください。
学研出版サイト　https://hon.gakken.jp/

STAFF

医学監修／田中 明
レシピ栄養監修／金丸絵里加
出演／小林まさる・のり
・ヴァトン
（日本盲導犬協会よりボランティアで預かり中）
撮影／大森忠明
スタイリング／福泉響子
デザイン／齋藤彩子
漫画・イラスト／熊野友紀子
校閲／株式会社聚珍社
調理補助／小林まさる・中澤久美子
編集・執筆／長嶺李砂
企画・編集・執筆／岡田好美（Gakken）